JN017466

中小病院でもできる

人材採用策・定着策

Recruitment and
retention measures
for hospitals

石田秀朗
テキックス株式会社　代表取締役社長

✕ メヂカルフレンド社

はじめに

　私はもともと企業を対象とした人材の採用に関するコンサルティングを専門にしてきた。

　病院経営者や看護部門のトップである看護部長から人材の採用、定着や育成の相談をいただくようになり、10年前から看護師の人材確保に苦労している主に中小規模病院の看護部を対象に看護師採用・育成のしくみやしかけを提案・実践を行っている。

　「看護職がイキイキと働ける職場づくり」を目的に仕事をしてきた。

　また、私自身が、2016年4月より「ななーる訪問看護ステーション」の経営を始めたことで、小規模事業主が優秀な看護師を確保する苦労を実感するようになった。

　この連載では、「中小病院でもできる人材採用策・定着策」について、考え方と方法を提示し、私が経験した事例を交えながら紹介していきたい。

2021年3月

石田秀朗

はじめに

I イントロダクション

II 採用活動・基本編

III 採用活動・発展編

IV 定着編

表紙・本文デザイン＝TAICHI ABE DESIGN INC.
本文イラスト＝イオジン

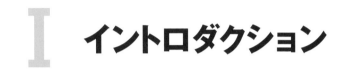

I イントロダクション

採用活動のスタート地点で "成果" の明暗が分かれている!?

「貴院では看護師ならだれでも採用するのですか?」

約10年前に、病院看護部の仕事を始めるきっかけとなった日の会話である。

私は、看護部長に「部長の病院では看護師ならだれでも採用するのですか?」と問いかけた。

看護部長がどういう意味かと聞くので、「いえ、単純に看護師ならだれでもいいのかとお聞きしているだけです」と答えた。

看護部長は、すごい剣幕で「だれでもいいはずがないでしょう!」とおっしゃったが、私が理由を説明すると、看護部長はすぐに納得された。

後日、ご連絡があり、私は、初めて医療機関を対象に仕事をする機会をこの病院で得て、看護師採用のコンサルティングを始めることになった。

さて、看護部長は何を納得されたのだろうか。

どんな看護師を募集しているのか、採用ツールから見えてこない

① 採用ツールには労働条件にかかわることばかり

　私は、訪問に際して、予め病院のホームページ（とりわけ看護師募集にかかわる情報）を閲覧し、先方に訪問してこれまで採用活動で使っていた求人広告、パンフレットなどの採用ツールを閲覧していた。そこでは、採用対象者である看護師に提供している情報は、労働条件に関することだけであった。ホームページを見ても職員募集ページは条件提示が中心。求人パンフレットも、響かない理念・行動方針、施設概要が中心であった。

　これについては、何もこちらの施設に限ったことではない。この病院だけでなく後にかかわるほとんどの病院がそうであった。たとえば、新聞の求人広告だと、最も大きな文字が、「給与」の数字、そして休日や託児所があることなど「福利厚生」の情報、後は、病院名、住所、電話番号……。

　私は、採用ツールを示して「これらの情報で、いったいどんな看護師に入職してもらいたいか、伝わらないのではないでしょうか」ということを伝えたのである。看護部長は納得され「確かに、どんな看護師と仕事がしたいかがさっぱりわからないですね」とおっしゃった。

❷ では、どんな看護師がほしいのか？
─看護活動における根源的な問い

　私は、続けて「こちらの病院ではどんな看護を提供するために、どんな人材と一緒に働きたいのですか」と聞いた。

　これは、単なる採用活動の話でない。組織の存在意義であり、実現したいサービスの意思表示であり、その実現のために必要な人材がどんな人かを問う根源的な問いである。そして、採用活動とは、そのために看護師をどう確保するかという経営の最優先事項といえるのである。

組織の成果をあげるマネジメントに重要な「ヒト」の運用

　マネジメントというのはそもそも何かということを考えてみるとわかりやすい。アメリカの経営学者のドラッカーは「マネジメントとは、ヒト・モノ・カネをうまく運用しながら組織に成果をあげさせてゆくこと」と述べている[1]。

　看護部の「組織の成果」とは何か。私は、その組織（看護部）が患者や家族に対して提供している「看護の質」と答えている。また、その組織が提供すべき「看護の質」をどれだけ多くの患者や家族に提供できたか（量）も成果であろう。

　その成果を提供するために運用するのが、「ヒト・モノ・カネ」である。

① 職場づくりの人材マネジメント

そこで、「ヒト」の運用という観点で、人材マネジメントを考えてみたいと思う。人材マネジメントの仕事は大きく2つに分かれる。

■ハードな側面

一つはハードな側面を担うもので、人事制度といえるものである。

具体的には、給与、昇給・昇格、賞与、福利厚生、教育機会などである。

これらは、ルールとして運用され、生活基盤を保証する必要条件的なものなので、私は「経済的な報酬」と呼んでいる。

■ソフトな側面

もう一つはソフトな側面を担うもので、職場づくりといえるものである。

具体的には仕事の意義、自己の存在感・成長実感、学びと賞賛の機会、交流環境、創造性の発揮といった働きがいを運用するもので、私は「成長機会という報酬」「賞賛機会という報酬」と呼んでいる（図）。

② 最も伝えるべきことは、どのような職場をつくりたいか

この職場づくりは心理的なもので、目に見えない要素がほとんどだ。得体がわかりづらく、どうすればいいのかが難しいと感じている看護管理者も多い。だから、採用活動ではわかりやすい「経済

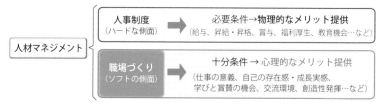

図　人材マネジメントにおける2つの側面

的報酬」の情報をついつい活用してしまうのだと思う。

　しかし、看護を提供している病院は、有形のモノを販売しているのではなく、無形のサービスを提供している。「ヒト」の運用が大切であることは看護部長をはじめとする看護管理者なら日頃から痛感されていることだろう。だからこそ、最も伝えなければならないのは、自分たちがどのような看護を提供したいと考えていて、どのような職場をつくりたいか、なのである。

採用活動は人材マネジメントの最優先事項

① 教育投資効果の高い人材を集めることから人材マネジメントは始まっている!

　私は、看護部門の人材マネジメントの最優先課題は看護師採用であると考えている。

たとえば、自発的に自分で判断して仕事をする人と、何でも指示されないとできない人では、その仕事の質においても、管理者がかかわるレベルにおいても雲泥の差が生じることは看護管理者であれば、だれしも実感しているはずである。

　「ヒト」の運用が組織の成果（提供したい看護の質・量）に影響するのだから、採用してからでは遅い。採用活動において、いかに教育投資効果の高い人材を集めるかという発想をもつべきである。

■「そんな人は都合良く来ない」と言うけれども……

　実際には、看護師採用で不利な立場にある中小病院の看護部長にお話しすると、「理屈はそうだが、実際にはそんな人は来ない」という話になることがしばしばある。私自身、訪問看護ステーションという小規模な事業所を経営しているので、看護師採用の難しさは実感してきた。

　中小病院以上に知名度もない、規模も小さい、制度も整っていない、福利厚生もままならない……など、一般な採用条件面（ハードな側面）での優位性がほとんどない状態で看護師採用をしてきた。そんな状態でも、看護師採用を経営の最優先事項として、小規模の事業所であるが採用活動に対して経済的にも労力的にも最も投資してきた。

■一般的な訪問看護ステーションの看護師募集に30名の応募者！！

　弊社の訪問看護ステーションは、開所2年目の2017年度は7名の看護師を採用し、募集に対する応募者は30名であった。し

かも、よほどの家庭的事情でもない限り退職者も少なく、それぞれが利用者第一に満足度の高いサービスの実現に向けて働いてくれている。

さて、10名も満たない訪問看護ステーションに、なぜそんなに応募があったのか。

それは私がコンサルティングしているクライアント先の病院でいつも提案し、成果を上げているのとまったく同じ方法を実行したのである。

私はクライアントの採用活動を考えるとき、「採用活動の振り返り」をする。これまで採用活動で使ったツールを確認し、それについてヒアリングし、アセスメントし、該当する病院看護部が本来提供するべき情報は何かについて仮説を立て検討する。

では、次の章からその具体的な方法を紹介していこう。

参考文献
1) ――求人雑誌は看護師の再就職に有効でしょうか?, 看護師のお仕事.https://job-of-nurscom/archives/92.html
2) ――ドラッカー著, 上田惇生訳:マネジメント【エッセンシャル版】;基本と原則, ダイヤモンド社, 2001, p.302.
3) ――石田秀朗:人材マネジメント;看護職がイキイキと働ける職場づくり, コミュニティ・ケア, 20 (: 10-15, 2018.

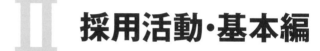

Ⅱ 採用活動・基本編

"私たちの看護"を軸にした採用活動 鍵は「働き方を提案するストーリー」づくり!!

　看護師の採用活動を開始する前にすべきことがある。それは貴院・看護部から求職者へ向けた「働き方の提案」ストーリーづくりである。条件的に不利であっても、魅力的な働き方を提案するストーリーづくりによって、貴院が求める人材を集めることは大いに可能である。

　採用活動の取り組み方と組織マネジメントにおける意味を説明し、採用活動を成功に導くストーリーの作り方について紹介する。

看護部のコンセプトの設計

　私が看護師採用のお手伝いをする際の第1ステップは「コンセプトの設計」、すなわち「私たちは、どんな人たちに、どんな価値がある仕事と職場を提供する看護部なのか」を言語化することである（図）。

　具体的には、図3にあるように、提供したいビジョンや意義が感じられる仕事は何なのか（事業コンセプト）、それを実現するために必要な人材は（求める人材）、そして、求める人材が成長でき

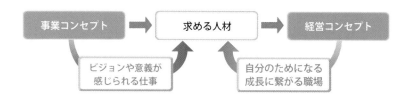

私たちは、どんな人たちに、どんな価値がある 仕事 と 職場 を提供する職場なのか

図　コンセプトとは何か

る環境をどのように提供するのか（経営コンセプト）をヒアリングする。そして、この結果を整理し、言語化する。

これが、採用活動のスタートラインである。

特に、経営コンセプトは「ヒト」の運用の基本方針であり、つまりは職場づくりの方針ともいえる。

求人活動において応募者のなかに魅力ある看護師がいない病院というのは、求人情報が「経済的な報酬」情報など条件提示が主であり、「ここで働けばどんな看護ができ、どんな人たちと働けるのか」という情報が提供できていないことが多い。

私のクライアントの病院では、採用活動における「コンセプトを設計」し、「私たちの看護」の情報を提供することで、規模が小さいことや立地がよくないことなど、採用活動上の不利な条件を克服して、魅力ある看護師の採用に結びついていることからも、それはいえると思う。

求人情報が、応募者にとって該当病院で自身が働くイメージを具体化できるような「働き方の提案」になっていることが、採るべき人を採用しやすくし、事業コンセプトたる事業の実現を可能にする。

「経済的な報酬」条件で集めた人材だと、事業のあり方を理解してくれるまでに時間がかかるだけでなく、管理者は採用した人の定着のためのケアにたくさんの時間を割かなければならず、実現したい職場づくりまで手が回らないという事態になりかねない。

「働き方の提案」
——看護師のナラティブを採用戦略のコアにする！

では、貴院が求める人材にコンセプトに実感し、理解・共感してもらうためには、どのような情報を提供していけばいいのか。

私は看護師のナラティブ（語り）を看護師採用戦略のコア情報にしている。

❶ ナラティブをロールモデルたる看護師に語ってもらう

どの病院にも在籍する「こんな看護師がもっといたらいいのになあ」と看護部長や看護管理者が思っている、ロールモデルとなり得る看護師に「この職場で働いてよかったと思うこと」を語ってもらう。

これらの看護師こそ、看護部が求める人材であり、それぞれの看護師が評価するポイントこそ採用戦略上のうそ偽りのない有効なセールスポイントとなる。

看護師たちにそれぞれの看護に対するナラティブを語ってもらい、

それらを病院のストーリーとして構成する。

そのポイントは、次の3点である。

> **ポイント**
>
> ☑ なぜこの仕事を選ぶのか、魅力は何か
> ☑ この職場で仕事をして良かったと思ったのはどういう
> 　 ときか
> ☑ これからどんなことにチャレンジしたいか

■なぜこの仕事を選ぶのか、魅力は何か

「仕事の魅力」であり、事業コンセプトを求職者に実感させる。

■この職場で仕事をして良かったと思ったのはどういうときか

「やりがいと成長」であり、経営コンセプトを実感させる。

■これからどんなことにチャレンジしたいか

「価値ある働き方」を目指し共に成長しようとする仲間がいることを実感させる。

また、それに加えて看護管理者のナラティブを紹介していくことで管理者の職場づくりについての考え方を提供でき、応募者がより経営コンセプトを実感でき、応募者の共感を促進していくことができる。

❷ 私たちの看護を伝えつつ働き方の具体的な姿を見せる

　このストーリーは、まさに「私たちの看護」であり、求職者に対する病院からの「働き方の提案」となる。

　求職者にとってロールモデルになり、自分の働く姿がイメージしやすいだけでなく、一緒に働く人のイメージも描きやすい。

採用活動のスタート地点は コンセプトの設計と共有である

採用活動は、まず戦略を立て、それをメンバーで共有し、計画的に行う必要がある。

採用メンバーが共有すべき情報

採用活動のスタート地点は、コンセプトの設計と共有である。

「私たちは、どんな人材に、どんな価値がある仕事と職場を提供する病院なのか」という、求める人材が貴院を選ぶ必然性を言葉し、その意味を採用活動メンバーで共有することが大切である。

ここでいうメンバーとは、看護部長以下、採用活動に少しでもかかわる人のことを指す。

それは、学校訪問をする人、合同就職説明会で説明を担当する人、OB・OGとして母校に訪問をする人、実習指導者、内定者フォローの機会に参加する人……かかわる人すべてである。

共有すべきことは、以下の3点である。

☑ どんな人材に入職してもらいたいのか

☑ 何のために来てもらいたいのか

☑ どんなふうに働いてもらいたいのか

優秀な看護師ほど「看護」と「看護をする環境」について知りたい

　真摯に患者に向き合い、寄り添いたいと思う優秀な看護師ほど、「看護」と「看護をする環境」について知りたいと思うことが多い。

　これは、私のクライアントである看護部長が口をそろえて言うことだが、優秀な看護学生や看護師が面接に訪れた後の評価は、「看護」について深いコミュニケーションができたということである。

　具体的にいうと、質問の質が高いのである。次のように、「看護」や「看護をする環境」について関心が高い。

> この病院では○○な看護を目指しているとおっしゃっていますが、具体的にどんな看護ですか

以前に働いた病院では○○な看護ができなかったのですが、この病院では○○な看護についてどのように認識されていますか」

また、そういう看護師に応募してもらいたい看護部長は、彼らの応募に必要な事前の情報こそ「私たちの看護」を軸にした「働き方の提案」であることを経験的に認識している。

単に媒体だけでなく、少なくとも採用活動にかかわるすべてのメンバーがこの3点の情報を共有することが重要である。もし、採用すべき応募者がこれらを意味する質問をしてきたときに、曖昧であったり、ブレがあったりすると、不安になるだろう。

そして、採用すべき人材を逃す確率が高まり、結果として、採用すべきでない人材の人数確保的な採用につながる可能性がある。

別の機会に述べるが、この採用戦略で共有すべき情報は、本来はすべての看護師が理解すべき、「私たちの看護」を軸とした「働き方の選択肢」であり、職場の活性化につながる活動でもある。

採用すべき看護師の関心を惹き、共感を得て、入職に至るストーリーを描く

　ここでは、戦略の立て方、求職行動の 4 段階に応じた情報提供や施策を概説する。

戦略を立てる

　さて、これらのことを十分に認識したら、募集人数と採用終了期限を決めて目標を設定し、目標達成のための戦略を立てる。

　戦略とは、何を重視するかということである。

　そして、その戦略に基づいて、戦術、つまり採用活動の手段を決めて、最後にそれをスケジュールに乗せて計画をつくる（**図1**）。

　どんな看護師をターゲットにするかを明確にし、ターゲットとなる看護師の入職を動機づけられる情報を、その都度タイミングよく提供し、興味関心を惹き、理解・共感を得て、入職に至るストーリーを描く必要がある。

採用活動における４つのタイミング

採用活動における求職行動に基づくタイミングには大きく分けると、次の４つがある。

> **ポイント**
>
> ☑ 興味・関心をもたせる段階（応募者の母集団づくり）
> ☑ 理解・共感させる段階（応募者の応募行動促進）
> ☑ 選択させる段階（応募者の入職意志決定促進）
> ☑ 意思決定させる段階（内定者としてフォロー）

❶ 興味・関心をもたせる段階（応募者の母集団づくり）

興味・関心をもたせるための情報提供機会は、紹介機会、接触機会、閲覧機会の3つに整理できる（図1）。新卒採用であれば、学校訪問、実習、インターンシップ、合同就職説明会、学生向け求人情報サイトが主なものである。社会人採用であれば、ハローワーク、人材紹介会社、人材派遣会社、求人情報サイト、友人・知人のコネクション、SNSといったところが主な機会といえよう。

❷ 理解・共感させる段階（応募者の応募行動促進）

貴院の求人パンフレットやホームページの求人情報がこれにあ

たる。

❸ 選択させる段階（応募者の入職意志決定促進）

病院見学、就職説明会、面接・試験がこれにあたる。

❹ 意思決定させる段階（内定者としてフォロー）

内定後の入職までのフォローがこれにあたる。

まずは興味・関心をもたせる！応募者の母集団づくり

　採用活動も、採用したいターゲットに応募してもらわないことには始まらない。ここでは、採用ターゲットに興味・関心をもたせるための手段について考える。

紹介機会による母集団づくり

① ナースセンター・ナースプラザ

　ナースセンター（あるいはナースプラザ）は、看護職に安定した雇用機会を提供するために設置されている、厚生労働省傘下の無料職業紹介所である。

■メリット：採用条件とかけ離れた応募の可能性が下がる

　病院側にとって、求人にかかる費用が無料であることに加え、就職相談員と面談を行ったうえで採用試験の実施となるので、採用要件とかけ離れた応募者の可能性が低い。

■求人票からホームページへ誘導することで魅力を伝える

　ただし、求人票に掲載できる項目や文字数には制限がある。私は、求人票の備考欄にてホームページの魅力を訴求することで、ホームページへ誘導し、魅力ある看護師の情報に触れさせることを勧めている。

② 人材紹介会社や人材派遣会社

■ニーズに合わせた紹介が魅力だが、費用がかかるデメリットも

　あくまでも人材紹介会社や人材派遣会社に豊富な人材のストックがあるということが前提ではあるが、様々なニーズに対して適切な人材を紹介してくれることが大きな魅力である。ただし、一人当たりの成功報酬として年収の20 〜 30%が必要なことと、早期に退職されてしまうと大きな損失となってしまうデメリットがある。

■営業担当に採用コンセプトを共有するよう伝えることがポイント

　人材紹介や人材派遣を活用するときも各社の営業担当者に、求職者に対して必ず自社のホームページの閲覧を要求し、そのうえで面談することを勧める。

　営業担当者に対して、だれでも安易に採用するわけではないことをしっかり伝え、採用コンセプトをしっかり共有してもらうことがポイントである。看護管理者はただでさえ多忙なのに、採用すべきでない看護師との面接時間ほど無駄なことはない。

❸ 学校訪問

　これは、文字どおり学校に訪問し、求人を依頼することである。学校訪問では、訪問担当者は、一人でも多くの学生に応募してもらえるようにお願いするというケースが多く見受けられる。しかし、これでは単なるお願いであり、訪問する担当者も気が進まないし、訪問される学校側もどんな学生を紹介したらいいのかがわかりづらく、労多くして功少なしである。

■求める看護学生像を明確に示すことが学生にとってもメリットに

　そこで、冒頭に示した戦略に則って実施することをお勧めしたい。訪問先の学校では、以下をしっかり説明することである。

> ポイント
>
> ☑ どんな学生が、なぜほしいのか（病院としてこんな価値ある仕事を実現したいから）
> ☑ どんな利点があるのか（どんなふうに仕事をし、どんなふうに成長できるのか）

　その際、貴院の求人パンフレットで紹介されている看護師について、入職時の様子から入職後の成長度などの話題を提供する。これにより、求める看護学生のイメージが伝わりやすくなり、具体的な在学生のイメージもしやすくなる。「当院で働く看護師の情報がここに載っているので見ておいてください」ではなく、「この人は、患者さんにこんなふうにかかわっていて、看護するときはこんなことを大切にしています」といったふうに、この情報はためになる

から学生にパンフレットを読んでみようと思ってもらえるように提供することが大切である。

　つまり、学校が学生に貴院を紹介しやすいようにするには、学生にとってプラスになる情報を提案することがポイントになってくるのである。

■学校にとってプラスになるような提案を

　加えて、学校側の教育上の悩みを聞き、それに対する提案をもっていくことで関係性を強化していくことも大切だ。

　私のクライアントは、実習のみならず、学校とともに学生の育成にかかわろうとしており、今ではその学校で年に1〜2回特別授業をする機会を得ている。結果的に学生たちの就職先として関心を得る機会となっている。

❹ 友人・知人のコネクション

■優秀な看護師の人脈を活用

　看護師は看護学校や看護系大学出身者である。高校を卒業した後の友人・知人で最も多いのは看護師であろう。優秀な看護師の友人・知人は優秀な看護師であることが多い。その人脈を最大限に活用したいものである。

■採用活動の方法

　採用活動の方法として、メールなどの手段で自社の採用について知らせ、その際に、看護部のホームページを案内し、詳しい情

報を提供する。

　関心をもってくれれば、紹介してくれた看護師と現状のプロセスについて共有し、最後まで病院と応募者の関係を良好にするバックアップをお願いし、安心して入職してもらう体制をつくることが大切である。

■採用決定後もしっかりとコミュニケーションを

　紹介された看護師のもつ意識や能力によって採用するとしても、そもそもの人間関係があるので、採用後のトラブルを避けるためにも、採用を決定するまでにしっかりとしたコミュニケーションが必要である。

接触機会による母集団づくり

① 実習

　実習は看護学生採用における入職動機づけの格好の機会である。しかし、この機会をそのように意識している病院は意外に少ない。

■良い実習指導が良いスタッフの採用につながることを周知する

　そこで私は、実習指導者を対象に、看護師採用活動が看護部経営においていかに重要であるか、今いる看護師にとって採用し

た看護師の質の高さがどれくらい負担軽減に貢献するかを説明する機会をつくることをお勧めしている。

これにより、指導スタイルが改善するケースも多い。なぜ厳しく指導するのかという真意を学生に伝えるようになったり、学生目線で学生の成長について深く考えたりする看護師が増えた。

学生に迎合するのではなく、ある意味正攻法で指導することが、採用すべき学生の採用に結びついている。

❷ インターンシップ

■「私たちの看護」を実感してもらうための企画を考える

インターンシップについて、実施している病院が増えてきたからという理由で実施している病院が多いように見受けられる。しかし、これは実習と違い、テーマや内容は病院が主体的に企画できるものである。

インターンシップは、ターゲットとなる看護学生に、貴院の独自性や優位性を感じてもらう機会ととらえる。そういう体験を中心にメニューを考えることと、インターンシップで「私たちの看護」をどのように実感してもらうかを考えることが大切である。

■採用につながるインターンシップの例

それを前提に、私のクライアントの看護部では、春・夏にインターンシップを実施し、看護学生低学年には一般的な病棟での体験を、高学年には特殊部署での体験を提供し、リピーターを創り出すことにより、入職動機づけの向上を図っている。今では、「人気のイ

ンターンシップ」となり、過去2年、インターンシップの定員を満たす応募があり、この機会からの採用が増えてきている。

　私は、インターンシップという手法は、潜在看護師に対しても効果的ではないかと思っている。

③ 合同就職説明会

　私は、以下の点に留意して説明会に臨むように勧めている。

> **ポイント**
>
> ☑ 面会時間を最長20分程度に収める。
> ☑ 病院や求める看護師やセールスポイントの説明は5分程度にし、むしろパンフレットやホームページを案内し、何を知ってほしいかを説明する。
> ☑ ブースの待合席で待っている訪問者には、「聞きたいことを示したメニューカード（図）」を見せて、質問を考えさせ、聞きたいことを整理する時間をつくる。
> ☑ ブースでは、それに対して、しっかりと答える。
> ☑ 病院見学や説明会の日程と、そこでどんな新しい有用な情報が得られるかを告知する。

　合同就職説明会において一番大切なことは、初対面の訪問者を気遣うことである。過度の気遣いは逆効果であるが、訪問者目線でベストマッチングを願うスタンスが最も必要なことと考えている。
　つまり、自施設のブースにできるだけ長く拘束し、説明・説得しようとするのではなく、むしろ、適切な時間を使い、ほかの病院

特に聞いてみたいことは何ですか

1. 病院の魅力（採用者への期待、部長の看護観、…）
2. 職場の雰囲気（上司・部下、同僚、先輩・後輩の関係、…）
3. 看護の特徴（看護の意味づけ、看護方式、業務分担、…）
4. キャリアアップの道筋（教育内容、教育方法、学び合いの風土）
5. 評価と処遇（評価に対する考え方、承認の機会、…）
6. 生活支援（ワークライフバランス、子育て支援など）

図　聞きたいことを示したメニューカード

への訪問を促す。訪問者にとって適切な病院が見つかることを第一に考え、そのうえで選択肢として自施設を候補にあげてもらうことを提案するのが大切である。それこそが一緒に働く看護師に対するスタンスを最もイメージさせるからである。

　そのため、あらかじめ面会時間を決めておく。面接希望者に待ち時間を告げることができ、印象を良くするだけでなく、待合席でできることに集中してもらうようにする。

　待合席でできることはパンフレットを読んでもらうこと、聞きたいことを考えてもらうこと、タブレットを用意し動画を見てもらうことなどである。

　そして、ブースでは双方向のコミュニケーションに集中し、関係の構築に留意することが大切である。

閲覧機会における母集団づくり

① ペーパーメディアによる求人

ペーパーメディアには新聞の求人広告や求人情報誌、地域のフリーペーパー、折り込みチラシなどがある。

■ 求める人物像に届きやすいメディアを選択する

ペーパーメディアの特徴はターゲットにバラつきがあるので、求める人物像へのアプローチの可能性が高いメディアを選択することが大切である。

地域のフリーペーパーは地域の多くの人が手に取りやすいため、幅広いターゲットへの求人募集に向いている。

また、フリーペーパーのなかでも地域密着型のものや新聞の折り込みチラシは、配布エリアなどのターゲットを絞り込むことができる。他院の情報を探している求職者に対して偶発的に自院に対する興味・関心をもたせる可能性がある。

■ 掲載できるスペースに制限がある

ただし、掲載できる情報量が少ないことから、多くの情報のなかに埋もれてしまう可能性があるので、情報提供には工夫が必要である。

また、比較的費用も高いのでコスト面も検討をする必要がある。

ペーパーメディアの広告の多くは5〜10cm四方のサイズと考えると、私は条件提示よりも働き方の提案をキャッチフレーズ化して、それが詳しくわかる自院の採用専用ホームページにつながるQRコードや検索ワードを掲載することをお勧めしている。

② 求人情報WEBサイトによる求人

求人情報WEBサイトや看護部のホームページ上での求人活動は、新卒者や20歳代の中途採用者をターゲットとする場合には有効な手法だといえる。

求人情報WEBサイトへ求人情報を登録するだけではなく、看護部のホームページやSNSとのリンクがされやすいので、多くの情報を提供しやすい環境が得られる。

求人情報サイトによってはスカウト機能などあり、登録者へのダイレクトアプローチが可能な機能が用意されているものもある。情報掲載料だけで取引できるものもあれば、別途成果報酬が必要な求人情報サイトもあるが、採用活動を考えるうえでは有効といえる。

求人情報WEBサイトは、ペーパーメディアに比べると求人情報の掲載スペースは多いものの、情報そのものはインフォメーション型のものが主流なので、これだけで応募者を動機づけるのは難しいかもしれない。

ターゲットをワクワクさせるためには自院の採用専用ホームページを充実させて、そこへのリンクを促進させることでより成果に結びつける仕掛けが大切になってくる。

❸ SNSによる求人

　SNS（Social Networking Service）のなかでも、日本で有名なものでは、Facebook、Twitter、mixi、LINE、Skype、Instagram、YouTubeなどがあげられる。SNS利用者は若年層から40〜60歳代以上の年齢層にも拡大傾向である。

　採用活動を行ううえで低コストの媒体ということを考えるとSNSの利用法の研究は不可欠となる。

■採用活動にオススメ！　Facebookの活用

　筆者は、これらのサービスの中でFacebookの活用を推奨する。理由は、実名登録制であることと、それがゆえに炎上リスクが低いことである。現に、私のクライアントで炎上経験は1件もない。

　まずは無料で作成できる自社のFacebookページを作成し、それを利用しFacebook広告で訴求するのである。

　広告料金についても、Facebookでは以下のように説明している。

Facebook広告では、掲載する広告ごとに予算を設定します。広告掲載期間を通してなるべく均等に予算が消化されるようになっています（[スピード配信] オプションを選択した場合を除く）。設定した予算を超える料金が請求されることはありません。消化金額は調整できます。

予算と消化金額の違いに注意してください。

予算:広告の掲載で消化する予定の金額です。

消化金額:通算（合計）予算の範囲内で実際に消化した金額です。

つまり、設定した予算以上の費用は、かからないということである。たとえば5万円の予算を設定したとする。すると、その月に2万円分しか使わなければ、請求は2万円である。実際に予算の5万円に到達するまでに、弊社の場合、3か月くらいかかっている。低コストで、低リスクであるのが特徴である。

　他のSNSに比べて、1人1アカウント、実名登録制のFacebookは、年齢や性別、居住地などの整合性が高く、プロフィールも正確な情報を入れている方が多いのが特徴である。

　また、今や日本での利用者数は約2800万人と言われており、ユーザーの行動や興味関心についての膨大なデータがFacebookには日々蓄積されている。

　つまり、年齢、性別、交際ステータス、学歴、職場、役職などの特徴に基づいて、また、趣味、お気に入りの娯楽など、興味の対象に基づいてターゲット層を選択でき、リーチした分だけ支払いをすればいいという格安の広告媒体なのである。

　あとは、自院のFacebookページに投稿した情報でターゲットに訴求したいものを広告として登録すればよい。

　広告の対象者もある程度特定できる。キーワードとして「看護」「医療」を設定し、該当する市町村を選択するとそのスペックを持つターゲットのタイムラインに情報が提供される。わざわざ別途広告を制作する必要はない。

　特に自社の採用専用ホームページの情報とリンクして投稿し、自院の採用専用ホームページへの誘導を図ることをお勧めする。

　特別な知識がまったくなくても始められるのがメリットでもある。

　このように採用広告を出すと、自院とは特に縁のない人たちから

「いいね」をもらえるようになる。

　この「いいね」と押してくれた人は、必ずしも求職者とは限らないが、少なくとも自院に対して好意をもってくれている人である。

　「いいね」と押してくれた看護師たちに対して、初めから採用活動を匂わせることなく、メッセンジャー機能を使ってお礼のメッセージを送り、やり取り可能な人とはやり取りを開始する。

　求職者である場合、無理強いすることなく接触を図ってみる。

　このように、互いの関係性をつくっていくのにとても便利な現代的コミュニケーション手法である。

引用文献（URL：2021年2月26日閲覧）
1)　　Facebookbusiness：Facebookの広告料金請求のしくみ.
https://www.facebook.com/business/help/716180208457684

求職者に関心をもたせ、魅力を感じさせるコアメディア——パンフレットとホームページ

　次に、求職者に関心をもたせ、魅力を感じさせるコアメディアについて話を進めたい。主なコアメディアは、パンフレットとホームページである。

　母集団づくりの機会と手段において、継続的な情報提供の役割を担うのがホームページであることにすでに気づかれた方もいると思う。

　病院あるいは看護部のホームページを開設されていない病院はほとんどないと思うが、ここでは、「採用専用ホームページ」の設置を提案したい。

緊急的な採用活動がいつでも可能な状態をつくっておく

　新卒のように定期採用でない経験者の補充採用は予測できても計画できない緊急的なものである。

　筆者の経験からすると、特に中小病院ではよく耳にする採用課題である。

　「緊急的な」というのは、病院側にとって緊急であって、求職者

側は必ずしも緊急とは限らない。

　また、緊急的に就職先を探している人がいるとしても、その病院が求める人材とは限らない。

　あくまでも、求める人材をターゲットとするならば、緊急的に就職先を探しているターゲットにとってより魅力ある職場と認知されなければならないし、緊急的ではないが転職先を探しているターゲットにとっても、この機会を逃すとこの病院で働く機会を当分得ることはできないかもしれないと感じさせるような情報提供が大切である。

　ターゲットにとって魅力ある情報を提供できない状態で、慌てて採用活動を行うと結果として、条件提示型の価格競争的採用活動になってしまう。

　そして、何をやってもだれも来ない、来てくれたとしても妥協しないといけないような採用結果を招いてしまう。これは避けたい。

　逆に、看護部の採用専用のホームページを作成し、日常的に更新しておけば、緊急時の求人の際に活用するナースプラザ、新聞の求人広告や求人情報誌、地域のフリーペーパー、折り込みチラシ、求人情報サイト、友人・知人のコネクション、人材紹介会社や人材派遣会社などが、看護部の採用専用ホームページの情報にリンクする情報流通の経路となり、緊急的であっても採用コンセプトに適う採用活動ができる。

地域の競合との最大の差別化はやはり 採用専用ホームページ

　採用活動において、地域の競合病院のホームページをご覧になったことはあるだろうか。

　中小病院の場合、応募してくる人材は、その病院がある当該地域から通勤圏30分前後までの地域住民であるケースが多いようなので、競合病院とは採用についても競合することになる。

　求職者にとって、詳しい情報を得るための手段は病院のホームページである。筆者は病院人事の採用戦略を考えるうえで、その地域の競合病院のホームページを閲覧するようにしている。しかし、「求人票の内容程度しか情報がない」「きれいなデザインのホームページではあるが、働く意欲がある者に必要な情報はない」というものが多い。

　これは、筆者がある中小病院の病院人事の採用戦略に携わった一例なのだが、「この地域の病院ホームページのなかで、看護師の仕事に対するスタンスや働く環境が最も具体的に伝わる採用ホームページを制作する」ことを採用戦略とし、早速、サイトの開設をした。

　しばらくすると、潜在的に転職を考えていた応募者からの問い合わせがあった。

　その応募理由は、とてもシンプルなもので、「同じ地域で転職を考えており、いくつかの候補を検討するためにホームページを見ていたが、看護師がイキイキとしていることと管理者のスタッフへの

想いが掲載されていた唯一の病院がここだった」というのだ。

　たったそれだけの理由で、この病院は地域において看護師確保のアドバンテージを得ることになり、その後もこの傾向は継続している。

　実は、これと同じことを筆者は自らが経営する"ななーる訪問看護ステーション"の採用活動でも経験している。2017年度は応募者30名中7名の看護師を採用し、2018年度も応募者15名中6名（内定者も含む）を採用した。

　また、応募動機の90％は「ホームページを見て、このステーションでぜひ看護をしたいと思った」という強い動機をもっていることもわかった。

　弊社は訪問看護ステーションのメインのホームページとは別に採用専用のホームページを開設しているが、そのどちらもターゲットとなる応募者に必要な情報を提供しているのでご参考いただけると幸いである。

　今年度の応募者が昨年度より減少しているのは、採用したい看護師に出会う確率が向上したため、早期に募集を止めたからである。

　また、多少の経費はかかるが、人材会社の紹介手数料に比べると1人当たりの採用コストは低コストで優秀な人材と巡り合える。

　中小病院が採用に苦戦する主な原因は、採用コンセプトの不在と、それを表現する採用専用ホームページがコアメディアとして存在していないこと、つまりは、母集団づくりの機会と、有機的につながる看護師を魅了する情報提供ができていないことではないかと考えている。

裏を返せば、現状では、それが地域の競合病院のなかで一定
のアドバンテージを得る戦略の基本アイテムであるということだ。

採用ターゲットを魅了する
採用専門ホームページ
「ナラティブサイト」の作り方

ホームページはパンフレットとは違い情報量に限界がなく、応募者の知りたいこと、病院側の知らせたいことを詳細に知らせることができる。理解・共感を促進する段階に最も適しているのはホームページだと私は考えている。

通常、病院のホームページがあり、そのなかに「看護部」のコーナーがすでに設置されているところが多い。求人票の内容程度の情報しかないところが多いものの、情報としては必要である。

母集団形成段階のすべての機会とリンクされる採用活動のコアメディアである「採用専用ホームページ」。現在使用中のホームページは残したまま、それとリンクする採用専用ホームページ「ナラティブサイト」の設置の提案をしている。

ナラティブサイトの構成

「私たちの看護」を軸にした「働き方の提案」となる看護師のナラティブによるストーリーを掲載しているのが「ナラティブサイト」である。これは、看護師が貴院で働くことをイメージさせ、入職

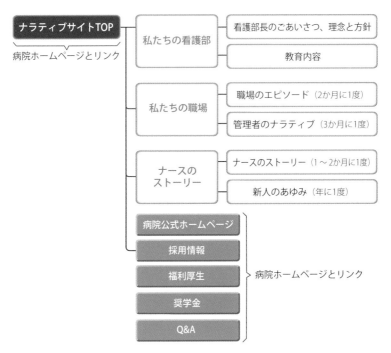

図　採用専用ホームページ「ナラティブサイト」構成案・事例図

動機を高めることを目的にしている。

　図のツリーは私がコンサルティングしているクライアントの「ナラティブサイト」を作成する際に用いる最も基本的なものである。

① トップページ

　トップページに最も知らせたいことをコーナーとして設け、そのなかに2つ程度のコーナーを設けて、整理してわかりやすく編集する。情報が多すぎて、応募者の知りたいことにたどり着くのに時間がかかり過ぎては逆効果だからである。

トップページに「私たちの看護部」、「私たちの職場」、「ナースのストーリー」をメインのコーナーとして設定する。

② 私たちの看護部

「看護部が目指すもの（理念や方針）」や「それを実現するためにどのような人材育成をしようとしているか」という看護部の存在意義を示すコーナーである。

③ 私たちの職場

職場の日常をイメージさせる情報や、管理者がふだん考えていることを紹介する情報である。

日常を示す情報とは、患者さんとのかかわりに関すること、勉強会やイベント、食事会など、要は職場の様子がわかるようなものが望ましい。

管理者がふだん考えていることについては、まさに管理者のナラティブによるストーリーである。

管理者のナラティブとして伝えるべきポイント

- ☑ 自分のメンバーにもっとこのようなことをしてあげたい（成長支援）
- ☑ この職場をこんな職場にしていきたい（職場のビジョン）
- ☑ 今いるメンバーにこんなことで助けられている（チームへの思いや感謝）

④ ナースのストーリー

これが最も大切である。なぜなら応募者が貴院で働く姿をイメージできるからである。

> **ナースのストーリーとして伝えるべきポイント**
>
> ☑ なぜ、この仕事に選んだのか、魅力は何か（動機）
> ☑ この仕事をしてよかったと思ったのはどのような時か（やりがいと成長）
> ☑ これからどんなことにチャレンジしたいか（未来）

文章の作成方法

① 文章量の目安

基本的には1人当たりおおむね1000～1200字程度が適度と思われる。

たとえば、「管理者のナラティブ」や「ナースのストーリー」ならば、3つの訴求ポイントを表現するために、3つのキャッチフレーズを用いてからそれぞれ350～400字程度にまとめると読みやすい。

また、キャッチフレーズは一つ30文字前後でまとめると、キャッチフレーズだけ拾って読んでも、何が言いたいかはだいたいわかる。

そして、求職者は1人分を3分強で読むことができる。

② 文章を作成する

　私の場合は、「取材による文章作成」、「ヒアリングシート記述に基づく文章作成」、「当人による文章作成」の3つの方法を使い分けている。

■取材による文章作成

　主にナースのストーリーや管理者のナラティブを作成するときに実施している。

　先ほどあげた伝えるべきポイントを中心に、約30分の取材を行い、回答を深堀していく方法である。

　取材を受ける者にとっては、自分が話している内容の真意を伝えるにあたって、インタビュアーに的確に言い換えられ、また、時々に自身の仕事ぶりを意味づけられるので、自身の仕事が整理され、意味づけがなされ、取材が終わったときに仕事に対するモチベーションが上がっているという利点がある。一種のコーチングやカウンセリングの機能を果たしているので、看護部長からは取材法はホームページ作成という目的と別の意味で好評である。また、自身で文章作成をしないでよいので、看護師にとっても労力が少なくて済む。

■ヒアリングシート記述に基づく文章作成

　掲載される看護師がヒアリングシートに記述して、それに基づいて執筆担当が文章作成をしていく。看護師にとって、自身の仕事を振り返ることができるという点、文章作成の労力がないことが利点である。

■本人による文章作成

実は、この方法が一番難しい。

最大のハードルは、自分で自分のことをあまり褒めて書くわけにいかないことである。結果、出来上がった文章も謙遜しすぎておりインパクトがなく、採用活動を成功させる目的から離れてしまうこともある。経費削減を意識し過ぎて、看護師に不評を買い、離職が増えたという笑えない話も聞くことがあるので要注意である。

私は、この手法は、職場の様子、教育方法といった組織にかかわる情報、約300字程度の新人の振り返りなどで活用している。

ナラティブサイトの実例

　採用専用ホームページ「ナラティブサイト」の実例を紹介していく。ナラティブサイトは、この病院の看護師がどんな考えで仕事をしているのか、自分はどんな人たちと一緒に働くのかといった情報を得ることで、自分の目指す方向を考えるキャリアデザインがしやすくなることが求職する側にとっては有効になっている。

　つまり、ナラティブサイトは、看護師の働き方のロールモデルの提供であり、求職者にとって将来の自分を描くためのツールとなっているのである。

藤枝市立総合病院の実例

　まず紹介するのは、静岡県にある藤枝市立総合病院である。この病院では、2017年度から看護部長・副部長が中心となって、「私たちの看護とは何か」を軸にした具体的なマネジメントが始まった。それに伴い、採用コンセプトを設計し、条件面で採用する考え方から、「私たちの看護」に共感する人材の採用にシフトし始めた。

■ **看護管理者全体で研修会**

　それからは毎年、夏になると看護管理者全体で研修会を行う。これは、採用が看護の質を決定する重要ファクターであることを管理者全体で共有すること、社会の変化に伴い自分たちも変わらなければならないと同時に、求める人材も変化することを確認するために毎年実施している。

　話し合うポイントは以下のとおりである。

> **ポイント**
>
> ☑ ここで働くセールスポイントは何か（働き方の提案となる材料→私たちの看護・教育・職場環境）
> ☑ 一言でいうとどんな病院・看護部か（働き方の提案のキャッチフレーズ化）
> ☑ どんな看護師と働きたいか（採用ターゲットの明確化）

■ **コンセプト**

　そして、様々な意見をもとに設計されたコンセプトが以下のとおりである。

【コンセプト】
地域愛にあふれ、人が大好き〜最高の看護を提供したいポジティブな病院〜

【セールスポイント】

・地域の中核病院として、患者の望む生活や意思決定を支え、最高の看護を提供したい

・充実した新人教育支援体制だけでなく、ロールモデルとなるハイレベルな看護師がいる

・多職種連携が充実し、看護の質の進化している

【求める人物像】

・物事を肯定的に考えられる、自ら進んで実施できる、新しいことにチャレンジしていく人材

　これらに基づいて採用活動は行われ、パンフレットや採用専用ホームページであるナラティブサイトが展開されている。

■ **ナラティブサイトの紹介**

　ここでは、ナラティブサイトについて、紹介する。

　図1はトップページである。病院公式ホームページの看護部のコーナーの中にある「看護のストーリー」というボタンをクリックするとナラティブサイトにリンクされるしくみである。

　また、ナラティブサイトでもトップページ下段右のボタンより病院公式ホームページにリンクされている。

　初期制作の段階では、ナースのストーリー、リーダーの思い、病院公式ホームページへのリンクで構成した。

　「ナースのストーリー」では、伝えるべきポイントであげた3つの情報をベースに、看護をするうえで大切にしていることやこの病院

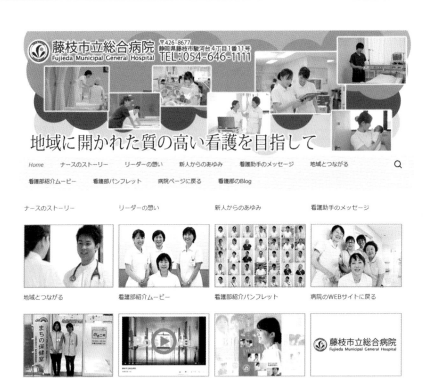

図1 トップページ

で働いてよかったことなどを加味して、ストーリー仕立てにして表現している。

実際の掲載スタイルは**図2**を参照いただきたい。

また、管理者のナラティブを「リーダーの想い」というコーナーで綴っている。

その後、徐々にコーナーを増設し、採用コンセプトやセールスポイントの実感できるストーリーを追加した。

看護学生の入職後の不安を希望に変えるために、新人が1年間の振り返りをメッセージにした「新人からのあゆみ」、地域との様々

最初からカッコよく仕事ができるはずもないのに悩んだ新人時代

⊙ 2017年11月21日　📁 ナースのストーリー

看護師　山田純司

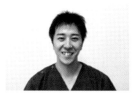

中学生の頃、祖母が入院した時、何とかしてほしい、何とかしてあげたいと思ったことが看護師という仕事に関心を持ったきっかけです。その後、救命現場をテーマにしたテレビドラマを見たりしながら徐々に看護師になろうという気持ちになってきました。カッコいいはずの看護師のイメージでしたが、私の新人時代はイケてない看護師でした。提出すべき課題がこなせない、覚えることが多くてなかなか慣れることができない、入退院が多い病棟だったこともあり仕事に追われている状態でした。男性スタッフが私だけだったので、自分から気軽に相談することもできずに悩んでいました。幸いにして、同期の看護師がとても仲良くしてくれて、いろいろと相談に乗ってくれるようになり、仕事にも慣れ、徐々に仕事にやりがいも感じるようになりました。今、思えば、新人なのにカッコよく仕事ができるはずがないのですが、その頃はホントに悩んでいました。同期の仲間たちの存在は大きく、今もお互いを励まし支え合っている感じがいいですね。

いい仕事をし続けるために、「自分が無理をしない」を心掛ける

今、救急の仕事をしていますが、とてもやりがいのある仕事です。様々な患者さんを看ることができるという側面と、患者さんが様々なだけにその対応如何によっては大事に至るという怖さを感じるという側面があり、そういう状況の中一つ一つ丁寧且つスピーディに処置をし、良い方向に導いていくプレッシャーはやりがいを一層感じさせてくれます。私がこうして仕事をする上でこだわっていることは、決して無理をしないということです。例えば、無理を重ねると自分が壊れてしまい、休まなければならなくなります。それは、看護をする者がいなくなるということです。また、限界を超えて自分が仕事を抱えることで、結果的に周囲に迷惑をかけることにもなりかねません。いい仕事をし続けるために、自分が無理をせず、しかも限界を超える前にスタッフに正直に自分の状況を言っておくことを心掛けています。最近はもっと余裕を持とう、仕事を楽しもうという気持ちで仕事に取り組んでいます。余裕がないのにいい看護はできないと思います。

今、やるべきことを一つ一つ積み重ね、看護師を長く続けていきたい

未来については考えるのは難しいですね。私は今のところは、認定看護師や専門看護師の資格を取るといったキャリア形成も特に考えていません。それよりも、長く看護師を続けていけるように、今、自分ができることを積み重ねて、自分らしさを忘れずに看護していきたいです。自分が患者さんだったらどうしてほしい、家族だったらどうしてほしいという視点で接し、タオルが開けていたら掛けてあげる、口

図2　トップページ

なかかわりについてを掲載した「地域とつながる」、あまり知られていない看護助手の仕事のやりがいを知ってもらうために看護助手のメッセージを集めた「看護助手のメッセージ」など、求職する人たちが具体的に働くイメージをしやすくなる情報を提供している。

　また、看護師のナラティブで綴られているパンフレットがダウンロードできたり、看護部のスタンスを表現したムービーの閲覧もできるようになり、「私たちの看護」を多くのスタッフのナラティブに基づいたストーリーで読みやすく工夫されている。

ななーる訪問看護ステーションの事例

　もう一つの事例は、私が経営するななーる訪問看護ステーションである。

■コンセプト
　弊社の採用戦略上のコンセプトは以下のとおりである。

【コンセプト】
小さなチャレンジ精神を持つ仲間と一緒に、「生きる」を「活きる」に導く看護をめざす
【セールスポイント】
・ICTを活用して業務の合理化を図り、看護を考える時間を可能な限り増やす。

・人材育成への投資を強化し、自信と誇りを持って看護できる訪問看護師を育てる。
・情報や想いの共有を強化し、全ての職員がイキイキ働ける職場環境をつくる。

【求める人材像】

「もっとゆっくり患者さんと話がしたい」と思っていた（思っている）人「心のケアを重視したい」と思う人「自信はないけど成長したい」と思う人

　この採用戦略を実施するうえで、2つのホームページを機能させている。

　一つは、利用者さんや地域住民への公式ホームページ（**図3**）である。もう一つは、採用専用サイト（**図4**）である。

　公式ホームページには、以下の10コーナーがある。

1. ナラティブ（看護師のナラティブに基づくメッセージ）
2. 問い合わせ（ステーションへの問い合わせフォーム）
3. ななーるの看護（私たちの看護と看護師のナラティブへのリンク）
4. ビジネスマンの皆様（訪問看護を必要とする家族を持つビジネスマン向けメッセージ）
5. 私たちの約束（看護をするうえでの行動指針）
6. 看護師の皆さんへ（看護師に対する働き方提案と求める人材像の提示）
7. 看護師募集（採用専用サイトへのリンク）

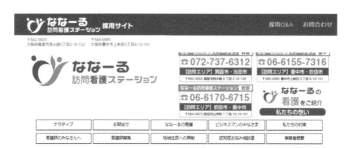

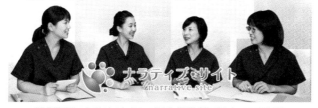

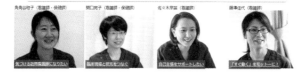

図3　ななーる訪問看護ステーション・公式ホームページ

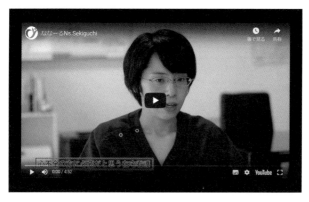

図4　ななーる訪問看護ステーション・採用専用サイト・動画

8．地域住民への貢献（弊社主催する地域イベントの情報）

9．認知症お悩み相談室（認知症で不安がある方への相談イベントの情報）

10．事業者概要（会社概要）

　公式ホームページは利用者さんやご家族への情報提供を第一に考えている。

　しかし、よく見ると、看護師募集につながる情報が多々あることにお気づきであろう。

　ナラティブ、ななーるの看護、私たちの約束、看護師の皆さんへ、看護師募集がそれである。

■公式ホームページから採用へ

　そして、応募してくる看護師は地域住民への貢献や認知症お悩み相談室の情報から私たちのスタンスに共感してくれていることがわかった。

　入職を検討し始めた人は看護師募集のボタンをクリックするが、そのまま採用専用サイトにリンクし、閲覧することになる。

　公式ホームページは文字情報であったが、採用専用サイトでは看護師のナラティブ動画を見ることができる。

　つまり、実際に働く看護師の表情を見て、声を聴き、その語りのなかで考え方や工夫を閲覧できるのである。

　動画は1人5分程度であるが、実際にはかなりの情報を求職者に提供できる。

　1時間もあればすべての看護師の動画を閲覧できるので、事業

所を訪問した応募者からするとスタッフはすでに見たことがある人になっており、親しみを感じてもらえるのも入職動機を高める大きな効果となっている。

参考文献
1)──石田秀朗:人材の確保と定着解説人材マネジメント;看護職がイキイキと働ける職場づくり，コミュニティ・ケア，20：10－15，2018.
2)──石田秀朗:目標設定面接前のインタビュー取材で本音を聞き出し動機付けを行う，看護展望，43：16－20，2018.

興味・関心を抱かせる
「看護部パンフレット」の作り方①
——活用イメージと考え方

次に、理解・共感を促進する段階に活用するもう一つのツールである「看護部パンフレット」について、その考え方、作成方法について提案したい。

▌ 看護部パンフレットの
▌ 活用イメージと考え方

❶ 短時間でセールスポイントを印象づける

看護部パンフレットを活用するシーンを考えてみよう。

合同就職説明会、実習、インターンシップなど求職者との接触機会、学校関係者、人材紹介会社・派遣会社、ナースプラザなどの求職者紹介者との接触機会が主な機会といえる。

これらは、そもそも病院のことをしっかり理解していないという前提でアプローチする必要がある。

そのために、あまり多くの情報を提供しても、結果的に、何が何だかよくわからなかったということになりかねない。

また、すべてが短時間の接触機会である。たとえば学校訪問で

1時間の接触機会があったとして、1時間まるまる病院の話をしているかというとそうではない。

　自院の紹介をする際も、パンフレットを活用しながら、「こんな看護学生に来てもらいたい、そういう看護学生にとってはこんなベネフィットがある」と自院で働くベネフィット＝セールスポイントを印象づけるが、それもおそらく15分程度である。後は、学校の現状、他の病院についての情報など情報収集の時間にあてられるであろう。実習やインターンシップの学生も病院紹介に長い時間をかけることはできないので、時間を割けても15 ～ 30分程度。それらを鑑みると、あくまでも、次の2点に留意することが大切である。

> **ポイント**
>
> ☑ **興味・関心をもってもらい、もっと知りたいと思ってもらうこと**
> ☑ **そのためには、短時間でわかるセールスポイントでアプローチすること**

❷ 1年ごとにパンフレットを作成し、新鮮な情報を提供する

　私のクライアントは1年ごとにパンフレットを作成している。

　1年経つと、看護も看護部も変化し、また、進化しているからである。

　毎年アセスメントをするとセールスポイントが進化しており、出来上がったパンフレットも看護部の進化がわかるものとなっていて、

看護師のモチベーションアップにつながっていることが多い。魅力が向上しているということなので、それを求職者に提供しないのはもったいない。

「2〜3年前に作成した在庫がまだあるので、掃けるまで使わないともったいない」という病院もしばしばあるが、それよりも看護部の変化や進化を伝えて、より良い人材を採る努力をしないほうがよほどもったいない。採用活動に必要なのは新鮮な情報であり、古いパンフレットの情報ではないのである。

興味・関心を抱かせる「看護部パンフレット」の作り方②——作成プロセス

さて、ここでパンフレットの作成についての考え方と作成プロセスについて紹介する。

作成プロセス

作成プロセスは以下のとおりである。

1. アセスメントとコンセプトの設計
2. 企画書の作成
3. デザイン案の作成
4. 登場人物のヒアリングシート記入
5. 撮影
6. コピーライティング
7. データ挿入と確認
8. 印刷

看護部でできること、外注したほうがいいことに分けて考えてみると、前者には、アセスメント、登場人物のヒアリングシート記入

が当てはまる。しようと思えば、コンセプトの設計、企画書の作成、コピーライティングもできないことはないが、自力で行っている病院の話を聞くとかなりの労力を要するようだ。

　後者に当てはまるのは、デザイン案の作成、撮影、データ挿入と確認、印刷である。

　ここでは、前者について紹介したい。

アセスメントとコンセプトの設計

　アセスメントとコンセプトの設計は、次のような内容である。

1. ここで働くセールスポイントは何か（働き方の提案となる材料
   →私たちの看護・教育・職場環境）
2. 一言で表すとどのような病院・看護部か（働き方の提案の
   キャッチフレーズ化）
3. どのような看護師と働きたいか（採用ターゲットの明確化）
4. 企画書の作成
5. コンセプトに基づいて企画書を作成する。
6. 企画については、次の点をまとめる。
7. コンセプト
8. 看護師・看護学生にとっての3つの魅力
9. 具体的内容案（表紙はコンセプトを表し、3つの魅力を見開
   きごとにページテーマにする）

10. 大まかなスケジュール

■ 掲げるセールスポイントは3つまで

　私は、興味・関心をもたせるためには、あまり多くのセールスポイントを設けずに3つにしぼることをお勧めしている。

　ファーストアプローチで覚えてもらえる限界が3つくらいではないかと推測しての話である。

　だから、パンフレットの構成も、表紙・裏表紙を除く6ページを、見開きごとに、アセスメントして設計したセールスポイントを3つに絞りテーマにしている（**図**）。

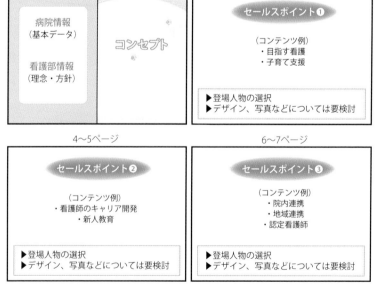

図　パンフレットの構成案

セールスポイントで多いのは、目指す看護、看護師教育、新人教育、看護師のキャリア形成、院内連携、地域連携などである。そこに、病院の特徴を被せていくことで独自性の高いセールスポイントとしてアピールが可能になる。

■登場人物

登場人物は、看護部長、子育て中の看護師、新人看護師、プリセプター、中堅看護師、教育担当者などである。

たとえば、新人教育のページだと新人看護師3〜4名を登場させる、あるいは新人看護師2名、プリセプター2名にするというふうに、アピールの方法によって登場人物を変える。

ヒアリングシートの記入

パンフレットにおいても看護師のナラティブを有効に活用したい。そこで、コンセプトやセールスポイントの実証者たる登場人物のヒアリングシートに想いをつづってもらう。

この際、登場人物に「パンフレットの文章を書いてもらいたい」と言うとプレッシャーになるため避けること。また、下手に文章をまとめようとしたものではなく、できる限り自然な状態の良い情報を拾いたい。

だから、あくまでも「想いを自分の言葉で書いてくれれば、あとは、こちらでリライトする」というふうに提示するのがよいと思われる。

ヒアリングシートはA4サイズ1枚程度。登場人物のスペックによって、質問を変更する。

❶ すべてのヒアリングシートに共通する質問

1. 看護師として大切にしていること
2. この病院で働いて良かったと思うこと
3. これから職場を探そうとする人に、この病院の良さを一言でどのように伝えるか

❷ 新人看護師の場合

1. 看護師になってうれしかった出来事
2. 新人研修で印象に残っていること（学んだ内容と自分が身についたと思うこと）
3. 2年目の目標は何か
4. 上司や先輩に一言

❸ プリセプターの場合

1. 新人教育に当たって大切にしていること
2. 新人を育成するうえで工夫していること

④ 中堅看護師の場合

1. この病院における教育機会を通じて、自身の成長に影響を与えたこと
2. これまでを振り返って、仕事をするうえでの強みや得意なこと
3. 自身が目指す看護師像と、そのために学びたいこと、身につけたいこと

⑤ 子育て中の看護師の場合

1. 子育て中の看護師にとっての、この病院での働きやすさについて（制度面、職場の雰囲気、上司の理解など）

⑥ 看護部長の場合

1. この病院・看護部をどんな看護部にしたいか（看護について、職場づくりについて、看護師の働き方についてなど）

❼ 教育担当者の場合

1. 人材育成をするうえでの考え方やねらい、工夫
2. 新人教育で特に気をつけていることや、こだわっていること

コピーライティング

　ヒアリングシートが記入されたら、デザイン案で登場人物に割り当てられている文字数に合わせて、文章とそれぞれのキャッチフレーズを作成していく。

　デザインにもよるが、登場人物1人に対して、おおむね文章300文字、キャッチフレーズ30文字程度である。パンフレットはホームページと異なりどうしても制限があるので、コンパクトに訴求することが大切になってくる。そのため、ヒアリングシートで記入された情報のおよそ半分にしぼって書く必要がある。

　登場人物のスペックに合わせた質問を中心に、重複表現や全体を読めばわかる言葉をできるだけ省いて、短いながらも締まりのある文章表現にすることを心がける。

　たとえば、新人看護師の文章を300字程度で表現するときの構成としては、次のような文字配分が考えられる。

1. 看護師になってうれしかった出来事　　　　50字
2. 印象に残っている研修の内容　　　　　　　50字
3. 上司や先輩からの指導やかかわり　　　　　50字
4. この病院で働いて良かったこと　　　　　　50字
5. 看護師として大切にしていきたいこと　　　50字
6. 2年目の目標や抱負　　　　　　　　　　　50字

　このような構成で文章を作り、②③④は関連づけながら文章化すると、職場の雰囲気や人間関係などが浮き彫りになりやすい。

　また、キャッチフレーズは、⑤⑥を使うと成長感を表現しやすい。時に失敗や挫折などの情報を記入する人がいるが、それらのキーワードで関心を引くという手法もある。

看護部パンフレット作成・活用の事例研究

　さて、パンフレットの作成方法や活用事例を紹介し、より理解を深めていただきたいと思う。

　ここでは、2つの病院の例を紹介する。どちらも立地、あるいは規模・知名度などで看護師採用に不利な条件があり、また、いずれも合同就職説明会など求職者と直接接触する機会においても芳しい成果をあげることができていない病院であった。

　しかし、どちらも、看護部のコンセプトとセールスポイントを整理すること、コンセプトをアピールポイントの柱に据えてパンフレットを作成すること、セールスポイントに看護師のナラティブを活用することによって、看護師や看護学生に対してどんな看護をするのか、どんな看護師と一緒に働くのかを具体的にイメージできるように工夫を凝らし、成果につなげている。

磐田市立総合病院の例

① 師長・副師長によるパンフレット制作研修会

　この病院では5年前から、パンフレットを作成するにあたって、次期の採用活動の準備が始まる夏期に、看護管理者が自分たちの看護や職場の特徴を言語化する研修会を実施している。

　これには次のようなねらいがある。

> **ポイント**
>
> - ☑ 「看護師採用のためのセールスポイント」が明確なパンフレットを作る
> - ☑ 自分たちの看護の特徴を看護管理者が再確認し、共有する
> - ☑ 自分たちの看護を実践するために必要な看護師像を再確認し、共有する（採用ターゲットだけでなく、現職看護師に対しても明確にする）
> - ☑ 看護師採用が看護部経営における重要案件であることを看護管理者全体で認識する

　さて、研修の進め方であるが、簡単なレクチャーから始める。

　看護師採用が看護部経営にいかに重要な案件であるかを認識してもらうとともに、採用活動の効果的方法を学ぶ。

　そして、自分たちの看護の特徴、求める看護師像を話し合って

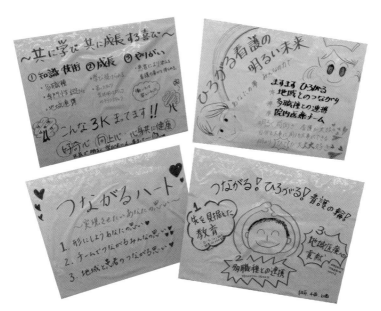

写真1　グループワークの発表内容例

　もらう。

　少し遊び心を加えて、看護師や看護学生に訴えたいことについてキャッチフレーズを作ってもらうのだが、とにかく堅苦しさを取り払ってもらい、ワイワイガヤガヤと話し合ってもらって、それを各グループで模造紙にまとめて発表してもらう（**写真1**）。

　毎年7〜8のグループからあがってきたキャッチフレーズや看護や職場の特徴、求める看護師像を集約して企画書にまとめ、パンフレット制作がスタートする。

❷ コンセプトの変化と進化2017〜2019年

　パンフレットの在庫があるからという理由で、数年前のものを使い切ってから新しいパンフレットを作成するというのは本末転倒であることを紹介したが、磐田市立総合病院のこの研修会でわかったことは、看護部は変化のなかで進化を遂げているということである。

　つまり、1年前の研修で示された看護と職場の特徴、求められる看護師像は、1年後には進化したものとなっているということである。

　そう考えると、採用活動で訴求されるセールスポイントも常に進化する必要があるといえる。

　パンフレットの顔である表紙のキャッチフレーズの過去3年間の変遷を見ても、それがわかる。

【2017年】
走り続けるCHALLENGE！〜時代を先取りした看護の実現を目指しています〜
【2018年】
つながるチャレンジ〜看護が大好き！一緒に学び続けたい〜
【2019年】
つながるひろがる看護の喜び〜一緒に学び、成長し続けたい〜

　2017年までは「チャレンジ」がコンセプトの軸であった。
　それは、医療の仕事は変化のスピートが激しく、これまでどおりのスタンスでは立ち行かなくなる時代になってきたからであった。

コンセプト

つながる、ひろがる、看護の喜び
〜一緒に学び、成長し続けたい〜

裏表紙 表紙

基本情報の提供

・パンフレット誕生のストーリー
➡パンフレット制作のプロセスを
看護部のメッセージとして訴求

・基本理念と看護部理念、
看護体制、施設概要
・連絡先と地図、QRコード

「コンセプトのメッセージを訴求」

看護師3〜4名

（4-5ページ）

「先を見据えた教育〜やりたい看護を見つけて成長できる」
・新人から若手、中堅、ベテラン（看護師4〜5名）の
キャリアアップのステージ、やりたい看護の
実現に向けたチャレンジについて訴求
※専門看護師、認定看護師などの看護師をアピール

・コラム：新人教育について
➡その特徴とより高いレベルでの教育を
提供していることを訴求

図　パンフレットの企画書の例

看護師・看護学生にとっての魅力（3つの訴求ポイント）
1. つながりとひろがりで魅せる看護の喜び〜医療チームとともに成長できる
2. 先を見据えた教育〜やりたい看護を見つけて成長できる
3. 地域医療への貢献〜地域とともに成長できる

(2-3ページ)

「つながりとひろがりで魅せる看護の喜び〜
医療チームとともに成長できる」
・先を見据えた看護へのチャレンジとは…。
・多職種連携・医療チームの活動

・看護部長メッセージ
・看護師に多職種連携が大切なこの時代に
どのような役割を意識してほしいかを訴求

➡ワークライフバランスについてその意味をメッセージ化
特に、「家族とのつながり」を訴求したい。
（子ども参観日、多様な勤務パターン、
育児支援・短縮勤務）

(6-7ページ)

・「地域医療への貢献〜地域とともに成長できる」
➡入退院、退院後も安心した医療を提供していることを訴求
▶院外多職種連携
▶訪問看護研修などの情報も導入したい
地域とかかわる経験をもつ看護師のメッセージ4名

そこで、日常的に看護師のチャレンジを評価してきた。

それが看護部の風土となり、具体的に時代を先取りした看護にチャレンジしていることをアピールすることにより、アクティブでチャレンジ精神旺盛な看護学生・看護師の採用をねらいとした。

また、当時スタートした地域とのつながりは、今や自分たちの看護の大きな特徴に育ち、2018年は「つながる」、2019年はそれに加えて「ひろがる」という言葉を軸に自分たちの看護をアピールポイントにし始めた。

チャレンジを忘れたのではなく、チャレンジが当たり前の風土になってきたのである。

「つながる・ひろがる」は単に、患者さんや家族、地域とのつながり、広がりを意味するだけでなく、看護師のキャリアのつながりや広がりも訴求ポイントにしていて、それらをすべて看護師のナラティブで表現している。

ちなみに2019年度パンフレットの企画書は、**図**のとおりである。

また、病院ホームページの看護部のコーナーでこれまでのパンフレットが閲覧できる（**写真2**）。

❸ パンフレットの様々な活用法

こうして作成されたパンフレットは主に学校訪問、合同就職説明会、病院見学などで使用している。

しかし、ここで紹介した方法で作成する前は、前回紹介した残念なパンフレットに近いものであったらしい。その頃は、合同就職説明会に参加しても、ブースへの訪問者数は1桁であったという。

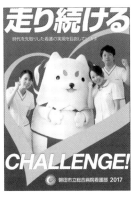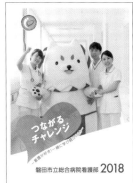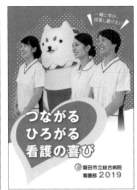

写真2　パンフレット表紙の変遷①

当然、採用定員を充足させることに四苦八苦していた。

　しかし、採用活動の戦略を変え、それに則って作成したパンフレットを活用した1年目の合同就職説明会では20名以上の訪問者があった。パンフレットを自由に閲覧・取得できる資料コーナーがあったことが功を奏したようだ。

　今では、この病院の看護や職場の特徴がかなり認知されてきたようで、採用定員が充足するのはもちろんのこと、レベルの高い学生の応募も増えてきた。

■作成したパンフレットを看護師に配布

　ところで、本格的にパンフレットを作成するようになってから継続して実施していることがある。

　作成されたパンフレットを看護師採用に使用するだけでなく、看護師全員に配布することにした。

　看護部全体で、目指す看護、目指す看護師像を再認識するこ

とをねらいとしている。

　また、院内のほかの職種、地域の連携先にも配布している。

　これは、連携先にも看護部の目指す看護や仕事に対するスタンスについて理解を促すのがねらいである。

　採用活動のみならず、日常的なかかわりにおいてコミュニケーションを円滑にする機会を生み出したと思われる。

　今年は実習指導者を対象に、「この病院で実習できてよかった」と思われるような指導方法や関係づくりについて研修会を開いた。

　その際に使用した教材は、パンフレットである。

　病院の看護や職場のセールスポイントをパンフレットで再確認し、共感を得られる指導をすることが、就職する学生にも自分たちにも大きなメリットとなることを学ぶ機会となった。

矢木脳神経外科病院の例

　この病院は2008年に開院した、大阪にある脳神経外科を中心とする92床の専門病院である。当初、看護師の離職率も高く、採用・定着は大きな課題であった。採用も大切であるが、現職看護師の定着を優先し、看護管理者の教育を軸に、いくつかの委員会活動によって職場活性化を図ったところ、離職率は大幅に改善された。

　現看護部長が就任してからは、これまで実施してきたことをレベルアップするだけでなく、看護部が主体的に、院内だけでなく

グループの各施設との連携に取り組む活動が多彩に繰り広げられるようになった。とりわけ看護師採用に関して積極的に取り組み、経験者採用だけでなく新卒採用が安定してきた。

さて、パンフレットの作成についてであるが、この病院の基本的な表現ポイントは、以下のとおりである。

① 届けたい思い（コンセプト）

「Happyをつくる病院」

私たちは患者さまの"今"とその後の"人生"を護っている。

「ここにきてよかった」という患者さまやご家族のHappyをつくるのが私たちの役割であるという思いをメインテーマとする。

② 3つのセールスポイントと応募者の目線で考える

3つの訴求ポイント（セールスポイント）は以下のとおりである。

■①病院の役割を知る（2〜3ページ）

命を護る厳しさと人生を護る優しさを表現。

■②入職1年後をイメージする（4〜5ページ）

看護の基盤をつくる教育システムの紹介と新人看護師のナラティブで表現。

■③キャリアアップをイメージする（6〜7ページ）

エキスパートナースや各部署の看護師のナラティブで表現。

❸ 毎年新しい情報を更新する

パンフレットの大きな訴求ポイントの骨組みは変わっていないが、1年ごとに変化と進化があるので、それらを毎年反映している。

たとえば、当然のことではあるが、登場する新人看護師は毎年変わる。

また、②では、院内認定看護師教育が具体的に始まったので、それについて情報提供した。

③では、これまではキャリアアップしている看護師を取り上げるということに主眼を置いていたが、今回は、各部署のチームワーク力が向上したことに加え、看護部内の各部署の連携力が向上していることを伝えることにした。そのうえで、キャリアアップしている看護師のナラティブで表現した。

❹ 毎年、雑誌風表紙でイメージを統一

パンフレットの作成における特徴的な手法をあげるならば、**写真3**にあるように、女性のファッション雑誌風の表紙デザインを継続していることである。ねらいは次のとおり。

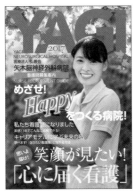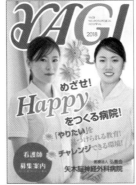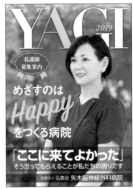

写真3　パンフレット表紙の変遷②

　実際に、学校訪問の際に、パンフレットを手にする教員や職員の方との会話で、「おしゃれなパンフレットですねえ」とパンフレットそのものが話題となり、会話のきっかけをつくりやすくなることが多い。

　また、合同就職説明会の資料コーナーにおいても目を引くことが多いうえ、手に取り、表紙を見るだけで伝えたいことのエッセンスがわかる。

　届けたい思いである「Happyをつくる病院」のキャッチフレーズは毎年、大きめの文字で記載することも忘れない。

　インターンシップ、実習、病院見学、学校への出張講義、大学

との連携授業などの機会に学生たちに配布しているが、学生たちの評判はとても良い。

④ 合同就職説明会のポスターに再利用

　パンフレットで訴求するものは、該当年度の採用活動におけるメインとなるエッセンスであるので、合同就職説明会において、パンフレットとほぼ同じデザインの巨大ポスターを作成している（**写真4**）。一からデザインをする必要はなく、余分なコストがかからない。つまり、パンフレットを作成する段階から、巨大ポスターの活用シーンもあらかじめ考えて作成しているのである。

　合同就職説明会では、以前は積極的に集客のための呼び込みをしないとブースへの来訪者はほとんどなかった。

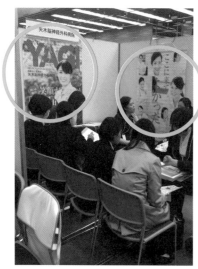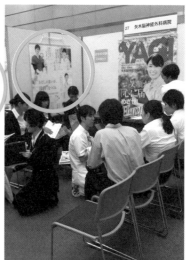

写真4　合同就職説明会でパンフレットと同じデザインのポスターを掲示

しかし、雑誌風表紙のパンフレットを作成するようになってから
は、資料コーナーでパンフレットを手に取り、関心をもってもらえ
るようになった。

　また、通りかがりに巨大ポスターやそこに書かれているメッセー
ジを見ることで、特に呼び込みをしなくても1回の説明会に25 〜
30名の学生が来訪するようになった。

　訪問者も専門学校生、大学生と幅広く集まるようになってきた。

　インターンシップ、実習などとの相乗効果も生まれ、新卒採用
の安定につながった。

応募者の入職動機を高める
病院見学会・説明会

ここでは、応募者の入職動機を高める機会としての病院見学会・説明会、そして面接について提案する。

病院見学会・説明会の開き方

病院見学会・説明会は選択させる段階、すなわち、応募者の入職意思決定を促進する段階である。

これまで「興味・関心をもたせる段階」「理解・共感をさせる段階」として、SNS、合同就職説明会、パンフレットやナラティブサイトなどで情報を提供してきた。

それらによって貴院に対して抱いたプラスの感触を、さらに希望を膨らませることが目的となる。

ということは、最も重要となるのは働く看護師であり、看護師を支える上司がどんな人物であるかを見せることである。

ここで一点、注意しなければならないことは、希望を膨らませることが目的だからといって、すばらしい部分ばかりを見せないことである。

現状抱えている課題も提示し、それをどのように解決していこうとしているか、その先にどんなビジョンがあるのかを伝えることが大切である。

そのビジョンへのプロセスに共感してもらわないことには、入職後ミスマッチが生じる可能性がある。

病院見学会・説明会プログラムの例

私がクライアントに提案する基本スタイルは以下のような仕様である（**表**）。

おおむね90分から長くとも120分くらいで終わらせ、希望者には終了後相談会を実施するなどして参加者とのリレーションをつくるようにする。

参加者の心理状態を理解したうえで、参加動機の強さに合わせた病院見学会・説明会を実施すると、より効果的な動機づけが可能となるだろう。

■関心の高い参加者には関係性を強くする機会をつくる

「就職活動の初期段階から興味アリ！」「興味のある病院なので徹底的に知りたい！」「おもしろそうな病院だと思った！」「いくつかの病院で比較したいが、関心は高いほうだ！」と、関心の高い参加者には、プログラムのなかでも、看護師のパネルディスカッションに加えて、パネラーの看護師と参加者の情報交換の時間を設け、

表　病院見学会・説明会の例

プログラム	時間の目安	内容	工夫
①あいさつ	15分程度	看護部長など部門を代表する人の歓迎のあいさつと、病院の理念や特徴などを説明する。その後のプログラムの趣旨や知ってもらいたいポイントについて話しておく。	できるだけ参加者の気持ちをほぐすよう、参加者に軽い質問を投げかけながら、親近感を作るように工夫する。
②病院見学	20分程度	案内役が順次、説明をしながら案内する。	各部署のスタッフには、参加者が来たら、笑顔であいさつするようにお願いしておく。
③看護師のパネルディスカッション	25分程度	司会者を置いて、看護師3〜4名程度のパネルディスカッションをする。 	看護師に自分のことについて一人ひとり話すようにお願いしても、緊張してうまく話せないケースが多い。そこで、司会者を置いて、パネラーであるスタッフに答えてもらうようにする。司会者が助け舟を出せること、質問が小刻みに回ってくること、また順番に話すのでしばらく考える時間も持てることなどからパネラーの負担が少なくなり、参加者にもわかりやすく伝わることが多い。
④質問タイム	20分程度	パネラーがそのまま残り、質問に答える。参加者が5〜6名の少人数の場合は全員に順番に質問してもらい、全員と双方向のコミュニケーションを心がける。10名以上の人数のときは、3〜4名のグループに分かれてもらい、そこにパネラーを1名を置いて実施する。	参加者全員とコミュニケーションを取ることで満足感を上げていく。上司でないと答えられないようなときは、助け舟を出せるようにしておく。
⑤終了のあいさつとアンケート記入	10分程度	終了のあいさつは感謝の意を述べるとともに、今後の選考試験についてのお知らせをする。また、アンケートはできるだけ記述式とする。	イベントそのものについての評価、施設についての評価を記述してもらうことで、受験意志の度合いもわかり、その後の面接戦略を考えやすくなる。

関係性が強くなるような機会をつくる。

　その際、参加者が発言しやすい環境をつくり、プレッシャーにならないように、理解を示す機会とすることが大切である。

■関心の薄い参加者には採用コンセプトやセールスポイントを伝える

　「まだ就職先の志望業界が決まっていない」「日程が空いているので参加しようと思った」といった現状の入職動機が薄い参加者であっても、意識や能力は高い場合があるので、それはそれで大切に接する必要がある。

　しかし、病院に対して興味・関心がまだ高くないので、病院の理念や仕事などで、採用コンセプトやセールスポイントとなる特徴をしっかりと理解してもらうことに重点を置きたい。

■説明会をわかりやすくする工夫

　また、説明会の工夫として、ニュース番組風にいくつかのテーマで短い動画を見せ、2名のキャスター役が進行するのも一考である。

　テーマごとに解説者が登場し、キャスター役とやり取りすることで、わかりやすく、楽しい説明会を演出できる。

　そのほか、クイズを取り入れて、参加者に考えてもらう機会をつくり、病院に対して理解を深めてもらう工夫もよいと思われる。

面接は「人材の見極め」と「強い共感を得る」機会と心得よ

次に、面接を有意義な機会とするためにどんなことをすべきか確認する。

どんな人材を採用したいのかを再確認する

私のクライアントに初めて訪問したときに、そのクライアントの採用活動のなかで登場する面接の内容は、およそ次のようなものである。

面接の回数は1回、所要時間は15分から20分、質問の内容は自己PRと志望理由を聞く程度である。

採用する側も人材不足という状況に置かれているので、「何度も呼び出すのは気が引ける」「あまり根掘り葉掘り聞くと嫌がられるのではないか」といった理由でそうしていると聞く。

さて、ここで採用側にとって面接という行為の大きな役割を確認しておきたい。

それは以下に記す2点である。

理念と方針に対する共感度		
	高い	低い
知識・技術 高い	当院にとって最も重要な看護師 ◎ 人財	中・長期的に考えて 当院に良い影響を 与えない看護師
知識・技術 低い	成果が出せるように、 機会と環境を与え、 育成すべき看護師 ○ 人材	当施設で 活躍してもらうことが 難しい看護師

理念と方針に対する共感度が高い看護師を採用し、育成すべきである。

図　採用ターゲットを考える人材要件のマトリックス

> **ポイント**
>
> ☑ 採用すべき人材であるかどうかの見極めの機会
> ☑ 採用すべき人材に「ぜひここで働きたい」と思わせる機会

　これまでも述べてきたが、採用活動の基本は求める人材の確保である。求める人材はどんな看護学生（あるいは看護師）かを再確認していただき、それを見極めるためにどんな質問やコミュニケーションが必要かを考えなければならない。

　図は、私がクライアントに提出したもので、どのような人材を採用し、育成すべきかを示したものである。

　このクライアントの場合、知識や技術については一定水準を必

要とするものの、看護部の理念や方針への共感度が高い人材の採用を優先している。

そうすると、質問の内容や方法も、理念や方針への共感度の高さを問うものを中心に準備していけばよいとわかる。

複数回面接の実施

次に、面接回数についてである。私が面接回数について複数回実施を提案する理由は以下の観点からである。

> **ポイント**
>
> ☑ 複数の面接官（看護管理者）と会うことで、入職後のミスマッチを減らすことができる
> ☑ 面接官を担当する看護管理者の組織・人材マネジメントの意識向上を図ることができる

応募者目線でいえば、一人の面接官とのコミュニケーションで共感しても、入職後、自分が描いていた職場の雰囲気が違えば、離職につながる可能性は高い。

■あらかじめ複数回面接を行うスタンスを告知しておく

しかし、応募者にとっても病院側にとっても、複数回の面接を面倒だと感じるのは理解できる。そこで、私のクライアントには、応募者に対して、病院見学会・説明会のときに複数回面接につい

て、応募者の立場に立って説明するようにお願いしている。

「当院では、入職後のミスマッチ・ゼロを目指しています。すべての人にとって100％思いどおりの職場であることは不可能に近いかもしれません。だからといって、"ミスマッチは仕方のないものだ"と私たち病院側が努力しなかったら、せっかく入職を決めてくださった皆様にご迷惑をおかけします。私たちは、双方が長く一緒に協力し合って働くことができることを切に願い、皆様にはご面倒をおかけしますが、複数回の面接機会をいただいております」

　このスタンスに共感しない人は、そもそも応募しないケースが多く、また、求める人材でない可能性が高い。

　実際に、このスタンスを知らせることによって応募を迷っていた人が強い応募動機に変わったという話を聞く。

　これらの本質は、面接の機会であれ、病院見学会・説明会の機会であれ、応募者に複数の看護師、看護管理者と接してもらい、コミュニケーションをしっかりとってもらうことで、それが実質の面接機会にもなり得るということである。

　面接をするということは、組織が求めている人材がどういうものかを知ったり、どのように見極めるかを考えることで、どんな人材をどのように育てていくべきかと自分たちに問いかけたりする機会となる。

　特にこれは、看護管理者の育成に対して効果的だろう。

面接中においても「もち味」を評価し、 付加価値を提示する

次に、面接方法である。

■質問に答えてくれたこと自体を評価する

最も基本的な形は面接官1人、応募者1人というパターンである。

この場合、質問をするなかで見極めていくことが大事であるが、やはりコミュニケーションの快適さを意識することが大切になる。

つまり、見極めと動機づけである。

たとえば、質問に対して応募者が答え、それを具体的にどのように考えているかを通じてその人の考え方や意識・能力を見極めたいときは、当然、応募者の答えたことに対して「なぜ」と「具体的」を繰り返し質問する。

これは面接における見極めの行為であるが、応募者にとってはとてもエネルギーを要する行為である。

しかし、このエネルギーを要した行為に対して、プラスの評価を提供すればどうだろう。

具体的には、質問に対する答えからその人の持ち味にどんな価値があるかを提示するのである。

すると、応募者は自分の持ち味を承認されたことになり、自分の理解者をその職場に見つけることができる。また、自分の考えたことや持ち味を活かした未来を描く機会となり得るのである。

■日常生活でも使える

　実はこのコミュニケーション法は、採用の面接機会に限らず、日常のなかでも活用できる。

　看護管理者がふだんから自部署のメンバーとこのようなコミュニケーションをとれば、その職場のメンバーの自発性を促すことができ、メンバーにとって自身の存在価値を感じる職場となるだろう。

　結果的に、定着率が数段向上し、活性化した職場の実現につながるのである。

　つまり、面接で応募者にこのような働きかけができる病院は、今後、定着率の高い働きがいのある職場をつくっていく可能性が高い。

■グループワーク

　応募者の数にもよるが、私は、面接方法ではグループワークをお勧めしている。

　応募者どうしで、一つのテーマに対して協働して取り組む面接形態である。

　これは、応募者がチームで協働する際に、どのように自身の役割を見つけ、能動的に取り組んでいるかを見ることができる。

面接で質問すべきこと

　面接の締めくくりには、職場の価値観、意見・主張、行動習慣

と相いれるかどうかを見極める必要がある。

ポイント

☑ 何を大切にしているか（価値観）
☑ どういう考えであるか（意見・主張）
☑ どういう行動をするか（行動習慣）

　そこで、私は以下の主に3つの質問を中心に、先にもあげた「な
ぜ」と「具体的」を繰り返し聞き、見極めるようにしている。

■ **過去の経験とキャリア**

　成功、挫折、失敗などから自身でどのようにステップアップして
きたかのプロセスから、価値観、意見・主張、行動習慣を見極め
る。

■ **仕事の具体的シーンをあげて、自分ならどうするかを問う質問**

　仕事に対するスタンスや意識の高さ、能力について見極める。

■ **当施設でチャレンジしたいこと**

　施設の理念や方針への理解度・共感度を見極める。

成果のあがった面接の事例

　今回の場合、面接方法を事例として取り上げると活動の戦略を

オープンにすることになるので、病院名をあげることはできないが、筆者が実施して成果があがったものを紹介する。

　この病院は、理念と方針に共感してくれる人材をターゲットにしている。面接で問うことは、応募者の理念と方針への共感度である。

　面接の方法は、すべて個別面接で1人30分程度の面接をし、1次面接通過者は最終面接に臨む。

　1回目の面接では、採用専用ホームページ・ナラティブサイトで掲載している先輩職員1人の記事（3分程度）を読ませて、以下の質問に答えてもらう。

1. この職員の働き方から、私たち病院が大切にしていることは何だと思いましたか。
2. 私たちが大切にしていることについて、あなたはどのように理解されていますか。
3. なぜ、そのように理解されましたか。
4. たとえば、この例にあるような状況であなたならどのような対応をしますか。
5. なぜ、そのような対応をしますか。

　そして、応募者に対して私たちの大切にしていることの補完的説明をし、そのうえで再度回答する機会をつくる。

　その後病院側は、最初の回答と2度目の回答の差を評価していく。

　その際、その人の持ち味を活かした将来の可能性について、決して決めつけることなく、一つの選択肢として簡単な提案を行う。

　このように、応募者にとってエネルギーを要した面接に対して、

達成感を感じさせることで、面接官と応募者との間に信頼関係を築くきっかけをつくり、その後の入職への動機づけを図ることができる。

そのほか、「私どもの理念や方針をどのように理解していますか」「もし、こういうシチュエーションに身を置いたら、あなたはどうしますか」といった質問を投げかけ、やはり同様に「なぜ」と「具体的」を繰り返し、応募者の「価値観」「意見・主張」「行動習慣」を見極めるようにしている。

この病院での成果は、採用すべき人の採用確率が高いだけでなく、入職辞退がまったくないということである。

このことからも、応募者にとって多少エネルギーの要する面接をしても、面接時にお互いの未来を共感・共有する関係を築く意識が大切といえよう。

採用内定者の動機づけを強化し、内定辞退を防止する入職までのフォロー活動

　ここでは、採用内定者に対する入職までのフォロー活動について提案したい。

内定者フォローの目的

　面接を終えた後、採用決定を通知する際に、一般に「内定」という言葉を使う。これはもともと、大学生の民間企業の就職において就職協定というものがあり、その協定で決められた期日前に採用したい旨を伝える際に、「採用決定」という言葉が使えないために用いられた言葉である。現在では、入社前までの期間が「内定」であると認識されていることが多い。

■看護学生に対する内定者フォロー活動
　ここでは、主に看護学生に対する内定者フォロー活動について述べたい。内定者フォローの目的は以下の4つである。

① 意識のギャップを解消する

　翌春から職員となる学生と病院側の意識のギャップを徐々に埋めていくこと、社会人の常識と学生の常識の差を具体的に理解してもらう。個別面談や看護師とのグループワークの機会を設けて実施することが多い。

② 動機づけを強化する

　「この病院でがんばろう」「できる社会人になろう」という動機づけをする。動機づけが強いと入職後早い時期での成長が期待でき、周囲への良い影響を期待できる。一方、動機づけが弱いと早期離職につながりやすい。

　採用活動全体が「動機づけ」の連続であるという意識をもち、「病院の強みや可能性」「仕事のやりがい」「社員の思い」を継続して感じてもらう機会を設ける。そして、「看護学生自身のキャリアデザイン」「内定者・社員との将来の共有」を自分自身で描けるような状況をつくることが大切である。

③ 内定辞退を防止する

　内定者フォロー最大の目的である。この段階で辞退されてしまうと、その痛手は大きい。

　「②動機づけを強化する」であげたことに留意し、採用担当者である看護管理者との個別面談、院長・看護部長など病院幹部との懇親会、内定者どうしの交流を通じて信頼関係を築き、就職先選択に安心感と希望を与える。

　早い時期に戦力になりたいという意志が育まれるよう、動機をさらに高めていく必要がある。

④ 社会人としての能力を向上させる

　入職後、早い時期における戦力化の準備、社会人基礎力の習得などである。

　看護師国家試験対策の支援、推薦図書の購読・通信教育、e-ラーニング、集合研修・グループワークを通じて実施する。

具体的な内定者フォロー活動の実施方法

　内定者フォロー活動の実施方法はいろいろ考えられるが、一般的には以下の4つに整理される。

これらの主な具体策を紹介する（**表**）。

❶ 内定者間の同期意識を醸成するもの

■内定者懇親会

内定者どうしの同期意識を醸成するために、食事会や合宿など

表　内定者フォロー活動の具体例

	内定者懇親会	内定者グループLINE	内定者向け院内報	定期的な連絡	病院見学会	内定者個別面談	幹部や職員との懇親会	病院のイベントへの参加	ボランティア活動	通信教育	推薦図書の購読	資格取得支援	内定者集合研修	保護者説明会	アルバイト
内定者間の同期意識を醸成	○	○	○										○		
病院·仕事の理解と帰属意識を促進					○		○	○	○	○	○			○	○
入職前の能力向上									○	○	○	○	○		
病院との関係構築コミュニケーション				○	○	○	○	○						○	○

※内定者向け院内報を作成する予定がない場合は、すでに発行している院内報を送付する。
　学生が一人暮らしの場合、保護者にも送付し、入職理解のツールとして活用する。

を行う。内定者どうしは事実上の初対面であるから、内定者どうしが気軽に話せるような工夫が大切である。

1泊2日程度の合宿を行ってグループで1つの課題に取り組むのは、関係構築に効果的と思われる。

■内定者コミュニケーション

LINEなどのSNSを利用してグループを形成し、採用担当者も参加して日常的にコミュニケーションを図る。

たとえば、内定者を対象にしたものでなくても、病院で実施されるイベントやセミナーの告知をする。参加は強要せず、参加したい者が参加する。その際の情報はグループに提供するとよい。画像や動画は臨場感があり、参加していない者にも一定の安心感を与える。病院の情報をとおして日常的なつながりを形成することができる。

■内定者向け院内報

内定者向けに発行する。

病院に近いところに住む看護学生には、内定者報の制作にかかわってもらって制作する。

あるいは内定者合宿などで、病院の職員を対象にした、内定者の情報が掲載されたメディアを作成するという手もある。

内定者どうしだけでなく、院内にも内定者の存在を知らせ、職員が受け入れやすい状況をつくることができる。

■レクリエーション

　病院が開催する忘年会・新年会などの行事や、スポーツやカラオケなど娯楽のイベントに招待する。参加した内定者どうし、また、内定者と職員の交流機会をつくる。

② 病院・仕事の理解と帰属意識を促進するもの

■病院見学会

　病院説明会で紹介しなかった所への案内、また、紹介した場所であっても病院の特長である所へ案内し、さらに詳しい紹介をする。

　何か体験できることがあれば、その場で体験をすることを通じて、病院の一員だから体験できるという仲間意識の醸成を図る。

■院内報・病院史などの送付

　病院に関する情報を提供する。院内報、新しいサービスや導入した最新の医療機器などの紹介、地域・利用者対象イベントの案内などである。

　病院史があれば、病院の歴史を知ってもらうのに効果的であろう。

■幹部・職員との懇親会

　内定者懇親会を、病院幹部である院長や看護部長をはじめ、職員を交えて食事会として実施するのも効果的である。また、病院の行事・イベントへの参加については、先にあげたとおりである。

■アルバイト

　内定者の短期アルバイト、中期アルバイトは職員との交流を図ることができる、入職前教育の一環となる。学生の看護補助者アルバイトについては後述する。

③ 入職前に能力向上を図るもの

■キャリア開発サポート

　個人面談を通じて、学生の将来設計を一緒に考える機会をつくる。しっかりとしたビジョンがなくても、考えが明確にまとまっていなくても、内定者の思いをしっかりと聞き、いくつかの有効な選択肢を提示しながら一緒に考えていく。

　ここで大切なのは、明確な答えを出すことではなく、不安な内定者に寄り添い、不安の解消の糸口を見つけ、内定者のこれからについて一緒に考えるということである。

■新聞・雑誌の定期購読・推薦図書の購読

　入職までに読んでおいてほしい書籍などを提供し、何を学んでほしいのかを理解させる。可能ならば、難解なものではなく、看護師としてのモチベーションが上がるものがよいと思われる。

■通信教育、e-ラーニング、資格取得支援

　国家試験の前なので負担が大きくなるが、全員でなくても、意欲的な学生には受講できる環境を提供することそのものが、病院側のスタンスを示すことになる。

■集合研修（1日、あるいは宿泊などの研修）

実施の目的は基本的に内定者どうしの仲間意識の醸成であるが、同時に看護観の醸成や、看護師としてのあり方を考える機会でもある。

ナラティブサイトに登場した看護師の考え方や行動を題材に内定者どうしで看護を考えることや、患者さんを想定してどのような看護が可能かをグループで考えるなど、意識を向上させるコンテンツは職場にいくらでもあるはずだ。

■レポートの提出

レポートを提出することで、入職に際しての準備を図る。

ただ、国家試験を控えていること、大学生の場合は卒業論文の提出を控えていることもあり、あまり重いものだとそれが負担になって、内定辞退ということになっては意味がない。

考えること自体が、自分の将来や、入職後の自分にとってプラスになると思えることをテーマにすることをお勧めする。たとえば、キャリア開発サポートで面談時に一緒に考えたことをまとめさせることであるとか、集合研修のところであげた題材を活用してみるのはいかがだろうか。

■セミナー・講演会

病院で実施するセミナーや講演会に招待する。内定者や職員との交流機会となるだけでなく、病院が何らかの意図をもって実施しているセミナーや講演会の内容を学ぶことは、内定者にとってはその内容そのものが大きな学びとなり、入職動機を高めることにつながる可能性がある。

❹ そのほかのコミュニケーション

■定期的な連絡

　近況報告や、人事担当や採用担当看護管理者からの定期的
メールを送る。SNSを利用したグループのものとは別に、個別対
応することがねらいである。

■個別面談の実施

　人事担当者や卒業学校の先輩、リクルーター看護師との面談
を実施する。

　定期的連絡のなかで不安や迷いが感じ取れたときや、SNSの
グループであまり反応がないなど、個別面談が必要であると感じら
れたときに実施するのが効果的と思われる。

■保護者向けの説明会

　企業で実施しているところは増加傾向であり、最近の傾向とい
えるかもしれない。保護者へ職場理解を促し、内定辞退を防止す
ることがねらいである。

　また、入職後に保護者からクレームが来ることも増えてきた最
近の事情に鑑みて、あらかじめ誤解を少なくするために、コミュニ
ケーションの機会をつくるという意味合いもあるようだ。

■ボランティア活動

　職員とともにボランティア活動に参加させ、職員の姿を見て、社
会人意識を向上させる。

特に、病院が実施している地域活動、イベントなどへの主催者側としての参加は、同じ目標に向かう機会となるので、仲間意識の醸成につながると考えられる。

■ 社会人の内定者フォローにも
■ 活用できる

　以上が内定者フォロー活動の具体的な実施方法であるが、病院側は、内定した看護学生の負担とならないように、目的に合わせて取捨選択することが望ましい。

　また、上記の提案は学生を対象とした内容であるが、社会人の内定者についてもフォローを検討してみてもよいのではないか。社会人の内定者フォローという発想はあまりないかもしれないが、12月に内定し、翌年4月入職というようなケースはよくある。そういう意味では、本稿で紹介したなかで活用できるものは以下のようにたくさんある。

・内定者懇親会　　　　　　　　　・e-ラーニング
・内定者コミュニケーション　　　・資格取得支援
・病院見学会　　　　　　　　　　・セミナー・講演会
・院内報・病院史の送付　　　　　・定期的な連絡
・通信教育　　　　　　　　　　　・個別面談

看護学生の看護補助者アルバイト

　最近、クライアントから看護補助者の採用の是非について相談を受ける。そこで、看護補助者のアルバイトをしている看護学生に話を聞き、4名の看護学生に「看護補助者の仕事の経験をして、自分にとってプラスになっていることについて、できるだけたくさん教えてください」と質問してみた。回答を集約すると以下のとおりである。

1. 入職希望をしているので、入職前に人間関係が構築できる
2. 自分がかかわる患者さんから「あなたがいてくれると元気になる」とおっしゃっていただき、コミュニケーションの大切さと仕事のやりがいを感じることができる
3. 看護師の皆さんに看護を見せていただくことで看護技術の実際を学べて、授業で生じた疑問点なども質問でき、有効なアドバイスを得ることができる
4. 物品の名前、処置と留意点、疾患の病態など授業で学んだことがイメージしやすくなるだけでなく、知識が自然に身につく
5. 患者さんや多職種のスタッフとのかかわりを経験することができる

　1、2、5は、内定者フォローをするうえで「動機づけを強化する」という目的を果たすものであり、3, 4は「内定辞退を防止する」と

いう目的を果たすものであり、「接触機会による母集団づくり」にも使える。

　看護補助者のアルバイトが学業への興味・関心、または理解につながっているという証言をみると、大学や看護学校に対しては、単にアルバイト募集としてアプローチするのではなく、病院の考え方や特色を通じて、学業に対してより深い理解を促すための経験をさせることができるという視点でアプローチしてみてはどうか。

　それは、接触による母集団づくりであり、看護学生にとっては職場として認識されるので、採用活動において大きな武器になり得るのではないだろうか。

採用活動のスタート地点
採用戦略の3つの "C"

採用戦略のステップは次の「3つの "C"」を、毎年の採用活動を進めるうえでしっかり考えていくことが大事である（**図1**）。

> **ポイント**
>
> ☑ **コンセプト**
> 　価値を伝える根本的構想（だれに、ここで働く価値を、どんなふうに伝えたいか）
> ☑ **コンテンツ**
> 　伝えるべき価値を魅力づけるストーリー（だれの、どんなナラティブで、表現するのか）
> ☑ **コミュニケーション**
> 　伝えたい相手との関係づくり（だれに、何を使って、伝える・かかわる・つながるのか）

⑤ コンセプト

その年度における採用活動の根本的構想で、だれに、つまり、どのような人材要件をターゲットとして、そのターゲットに主に何を伝えて、どのような成果に結びつけるのかという方針であり、戦略

3つの"C"の相乗効果で
「働く価値が伝わる」の最大化を図る

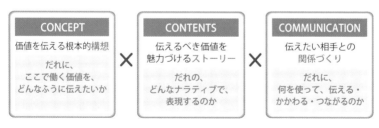

図1　採用戦略における3つの"C"

の軸である。

⑥ コンテンツ

　そして、それを具体化するのがコンテンツである。

　本稿でこれからの採用を単に情報提供ではなく、「学びの機会」をその戦略に乗せることを提案したが、まさに「学び」となるコンテンツを創造していく病院は、たとえ小規模であってもその魅力から看護師の確保は激変すると思われる。

　何度か紹介させていただいているが、弊社の訪問看護ステーションなどはわずか20名足らずの看護師で運営しているので、小規模な病院に比べても、さらに小規模である。

　しかし、過去3年の応募者数は50名を超えている。

　それは、愚直なまでに看護師のナラティブをホームページにて文章や動画で配信していることが功を奏しているようだ。応募者は直接訪問してくれるので、採用コストも抑えることができている。

⑦ コミュニケーション

そして、準備したそれらのコンテンツを、ターゲットに対してどのように伝え、接点がもてれば、どうかかわり、どうつながるのかということ（コミュニケーション）を示したのが図2である。

⑧ 採用活動だけでなく、定着・育成にも活用を

図2の右側にあるように、これらのコンテンツをナラティブサイト、パンフレットをはじめとする様々なコンタクトポイントでどのように使っていくのかということを、連載のなかで事例を交えて紹介してきた。

ぜひ、再読していただきたい。

そして、最後に、このコンテンツは、単に看護師採用だけでなく、看護師の定着や育成に活用できるものであることを示しているのが、図2の左側である。

私は、看護師のナラティブこそ「私たちの看護」の具体的コンテンツと考えており、より理念を体現したものが多いのではないかと考えている。

「スタッフである看護師が、看護部の理念を意識せずに看護をしていることが多く、どうしたらいいのか対応が難しい」という管理者がいるが、理念を意識させるのではなく、看護師のナラティブのなかに理念がつながっていることを管理者が指摘することで初めて「ああ、こういうことなのか」と「私たちの看護」を実感するのだと思う。

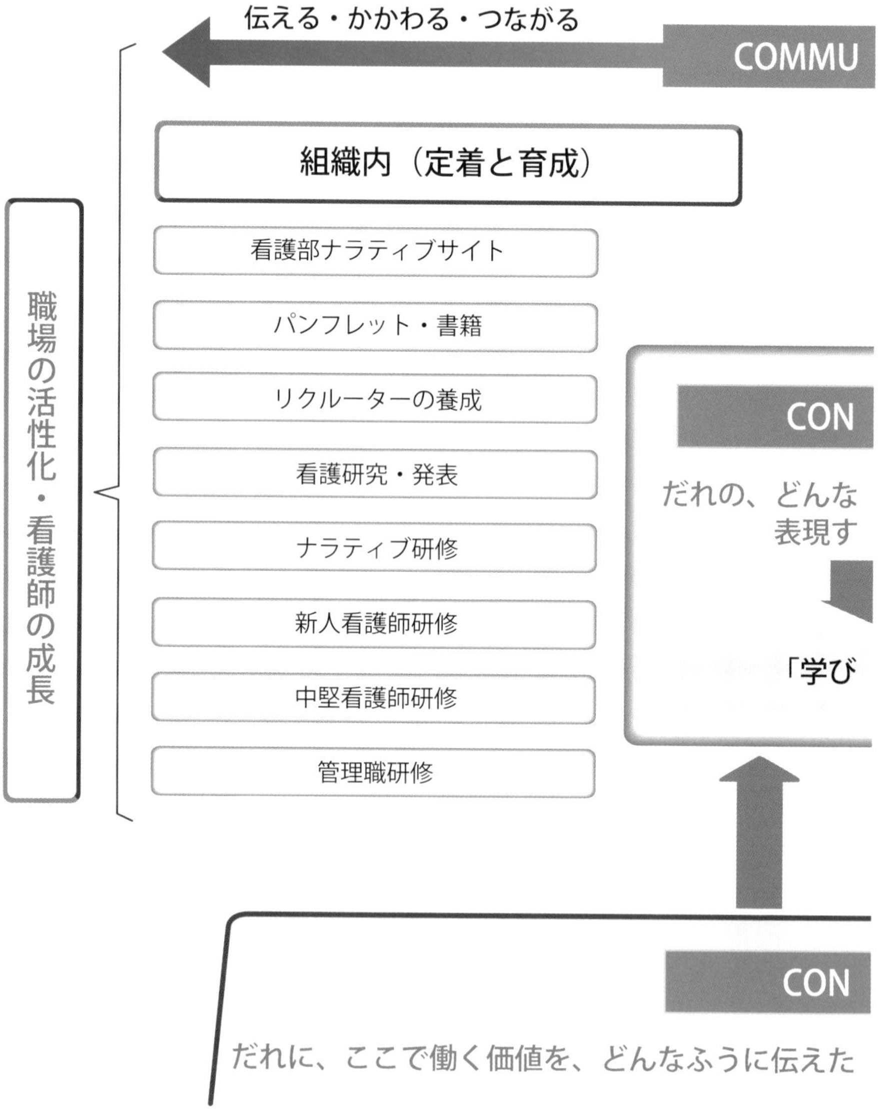

図2　コンテンツをターゲットに伝える方法

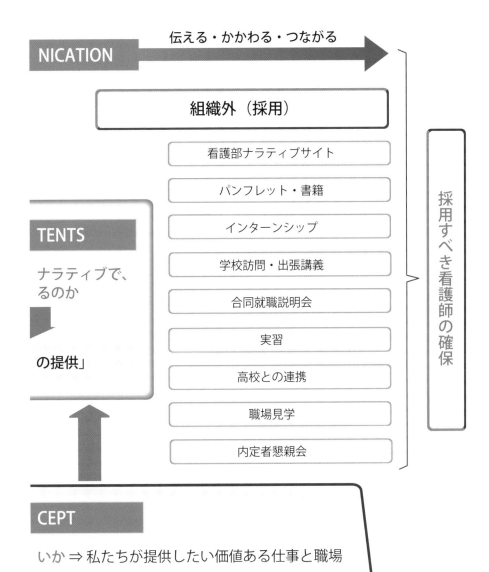

NICATION

伝える・かかわる・つながる

組織外（採用）

看護部ナラティブサイト

パンフレット・書籍

インターンシップ

学校訪問・出張講義

合同就職説明会

実習

高校との連携

職場見学

内定者懇親会

採用すべき看護師の確保

TENTS

ナラティブで、
るのか

の提供」

CEPT

いか ⇒ 私たちが提供したい価値ある仕事と職場

そうすることで、自身の看護とこの病院で働く価値がつながり、仕事がやりやすくなって、やりがいにつながるのではないだろうか。

III 採用活動・発展編

看護師を目指す高校生のために現役看護師が看護について教え一緒に考える事例

病院、大学・看護学校、高校
それぞれの課題

① 地方の病院の課題
───一度地元を離れて進学した者が帰ってこない

　私のクライアントは、県庁所在地以外に位置する地方病院が比較的多い。看護師採用に話題が及ぶと、話題にあがるのは「近隣に大学や看護学校がほとんどない」「だから、看護師を目指す高校生は、地域を離れて他地区にある大学や看護学校に進学する」「どうせ地元を離れるなら都市部の大学に進学しようという者も多く、卒業後もその地で暮らすことも少なくない」ということである。

　つまり、地元を一度離れて進学した者は帰ってこない可能性が高いうえに、近隣に大学や看護学校がないため、都市部の病院と比較すると看護師採用をするうえで大きなハンディキャップを抱えているのである。

② 少子化における大学や看護学校の課題

　一方、大学や看護学校も経営を揺るがす課題を抱えている。

　この10年で看護系の大学数は100以上増えている。既存の看護学校に入学していた層が大学に移動し、看護学校の学生募集が以前に比べて困難さを増している。多くの大学の既存の学部では定員割れが生じているので、人気の看護系の学部を設置し、経営を安定させようとした結果である。

　しかし、大学においても学生募集の競争は激しくなってきた。看護師の仕事は学力だけではどうにもならないが、国家試験がある以上は少なくとも合格できる学力がある者を入学させないことには大学の評価にかかわってくる。

　また、有名病院や地方の公立病院が新卒採用において「質」重視にシフトし始めた。これまで採用してくれた病院が採用してくれなくなってきている。

　基礎学力を有し、医療にかかわる者として自ら考え、実践する意欲の高い者が求められており、その素質のある高校生に入学してもらうのが課題である。

　実際、仮に定員が充足していても、学力や動機の低い学生の入学により、入学後の育成に困難をきたしているというのが大学教員の悩みでもある。

③ 高校における医療系に関する進路指導の課題

　筆者は数年前まで、大学教員として高校の進路指導教員を訪

問する機会があった。大学の広報活動の一環で、学生募集が目的であったのだが、その折によくこんな質問をした。

「進路の先生もいろいろご苦労があると思いますが、どんなことが大変ですか」と。

このとき、医療系を希望する高校生の進路指導が難しいという教員が多いのに驚かされた。

高校生が医療系を希望するのは、ライセンスを取得できること、比較的就職が安定していることに魅力を感じているからだ。

しかし、それは条件的な話であり、仕事の実態が検討されていない。教員としてはよく調べるようにと指導するが、これは調べてもなかなか実感が伴うものでないうえに、自身も具体的に指導できないというのが悩みの種である。

たとえば、経済学部希望者が将来銀行員になりたいといって進学して、就職活動時に銀行ではなく商社に希望変更しても、特に問題はない。

しかし、医療系は違う。入学後、医療系に進学したのは間違いだったと考えた場合、大学に行き直す必要がある。高校教員は、何とか入学後のバーンアウトを防ぐ手立てをほしがっているのである。

■ 三豊総合病院が取り組む ■「看護のひよこクラブ」

さて、将来、看護師を目指す高校生のために病院の看護師た

ちが看護の仕事について教え、一緒に考える機会を提供している
病院の事例を紹介したい。

① 三豊総合病院の採用スタンス

　三豊総合病院に再度、登場してもらう。この病院も、先述した
地方の病院の課題と同様の課題を抱えてきた。地元の高校生のほ
とんどは他地区の大学や看護学校に進学するので、地元就職を
希望する学生たちがターゲットであった。

　しかし、地元就職を考える人の数は多くないということ（小さな
採用マーケット）、そして、必ずしもこの病院が採用したい人（採
用ターゲット）とは限らないということが課題であった。

　この病院では、地元だけを採用マーケットとするのではなく、他
地区も採用マーケットとして拡大し、他地区出身者もターゲットと
する。また、地元就職希望者が少ないからと応募があったなかか
ら不本意ながら採用するのではなく、あくまでも採用すべき人材を
ターゲットとした採用活動をしていくというスタンスで行うようにし
た。もちろん、スタンスを変えたところで、採用ターゲットが自動
的にこちらの都合で動いてくれるわけではない。先にも紹介したと
おり、この病院では「私たちの看護」に着目し、この病院ならでは
の看護を発信することで、この病院で看護をしたい人に共感しても
らう採用戦略に転じた。

❷ 三豊総合病院の「私たちの看護」をどう表現するのか

　「私たちの看護」を発信するといっても、何を、どのように発信するのかということが問題になる。しかし、看護部のホームページを見ると一目瞭然である。主な訴求ポイントを表す6つのコーナーが設置されている。

1. 看護部紹介
　看護部の紹介、「看護部長のひとこと」という看護部長のナラティブ

2. 3つの豊かな看護の実践
　「部署の看護実践」が綴られているナラティブ

3. ナースのストーリー
　「看護師のキャリアの過去・現在・未来」が綴られたナラティブ

4. 職場づくり
　「看護管理者の職場づくりへの思い」を対談形式で表現したナラティブ

5. 新人看護師のあゆみ
　「毎月の新人の成長」を報告する教育担当副部長と各師長のナラティブ

6. 看護補助者の仕事
　「看護補助者の仕事のやりがい」を表現したナラティブ

　以上のように、看護部門のそれぞれが自分たちの仕事や思いをナラティブで表現し、自分たちの看護を情報化したものを発信し、それに共感してくれる人を採用していこうというのが基本戦略であ

る。

　これらのコンテンツを軸にして、直接・間接を問わず様々な接触機会に提供することで、この病院で働く魅力を積み上げていき、求める人材の採用につなげてきた。今では他地区出身者の採用のみならず、ハイレベルな大学生の採用にも成功している。

③ 「看護のひよこクラブ」のねらい

　三豊総合病院で「看護のひよこクラブ」（図1）が生まれた背景を紹介する。

　地元出身の意識の高い看護系希望の高校生が進学後、必ず地元に帰ってくるとは限らない状況で、この病院で行われている看護を知ることもなくほかの就職先を検討するのは病院にとって大きな機会損失であり、地域住民にも大きな痛手となる。

■高校生に対して看護を学び与える機会を提供する

　そこで、看護師を目指す高校生に対して、看護師と一緒に「看護」を学び考える機会を提供することにした。

　初めは、高校生が病院にわざわざ来てくれるだろうかという不安もあったが、先にも触れたように、高校の進路指導の先生たちの、自分たちが指導できない看護職の進路指導を病院と連携して行いたいという要望が年々増えている状態である。

　そのため、こちらから高校に接触せずとも参加する高校生が増えてきており、この夏は告知をするとすぐに定員充足したほどである。

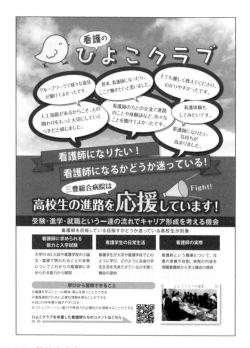

図1 「看護のひよこクラブ」総合案内

❹「看護のひよこクラブ」は具体的に何をしているのか?

　さて、具体的に何をしているかを見ていこう。

　三豊総合病院が提供する「看護のひよこクラブ」は、地域の高校生を対象とした、受験・進学・就職という一連の流れのなかで、"看護師の働き方を学ぶ、看護を体験する"ことを通じ、より現実的に、より具体的に自身の進路を考えることができる学習機会のことである(**図2、3**)。

　ターゲットは、看護師を目指しているが意外と実態を知らない高校生、看護師を目指すかどうか迷い進路を決定できない高校生で

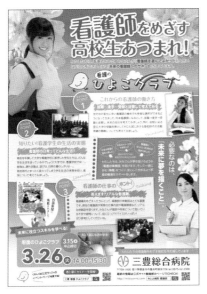
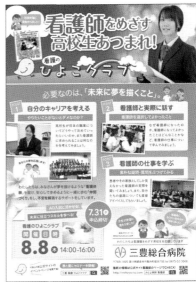

図2 「春のひよこクラブ」告知用チラシ　　　図3 「夏のひよこクラブ」告知用チラシ

ある。この機会をとおして地域の高校生に期待していることは以下のとおりである。

1. 看護を学ぶことへの興味・関心をもってもらう
2. 学校では得ることのできない、進路選択のために必要な情報を得てもらう
3. 自己の将来像を具体的に描き、納得して進路を決定してもらう
4. コミュニケーション能力や発信力がいかに大切であるかを理解してもらう

また、学習の具体的な内容は以下のとおりである。

1. **看護師に求められる能力と入学試験（キーワード：受験）**

    大学のAO入試や看護学校の小論文・面接で問われていることの意味を説明したうえで、これからの看護師に求められる能力とそのために必要な学びの方法を解説する

2. **看護学生の日常生活（キーワード：進学）**

    看護学生が大学や看護学校でどのように学び、自身の学生生活を充実させているかを聞く機会を提供する

3. **看護師の仕事（キーワード：就職）**

    看護師という職業について、仕事の意義や役割、実際の内容を現職看護師から学ぶ機会を提供する

　1は講義、2はパネルディスカッション（図4）、3はグループワーク（図5）というスタイルで、約90分（高校生にとっては授業2コマ分のボリューム）で進められる。

　今夏のひよこクラブでは、2の代わりに、具体的に設定された患者さんの状態に照らして、どのように接するのが適切なのかを考え、体験するグループワークを行い、「看護の仕事」とはどういうことなのかを実感してもらう機会とした（図6）。

❺「看護を伝える会」の活躍と看護師の成長

　三豊総合病院の採用戦略は、「私たちの看護」を軸に、この病院ならではの看護を発信することで、この病院で看護をしたい人に共感してもらうものである。

　先述したように、看護師、看護管理者、各部署、看護補助者

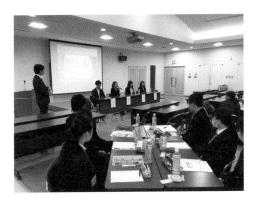

図4　パネルディスカッション「看護学生の日常生活」

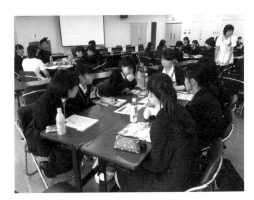

図5　グループワーク「看護師の仕事」

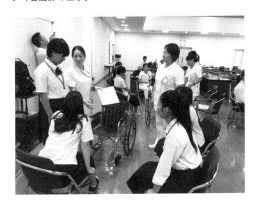

図6　グループワーク「看護を体験する」

のナラティブをベースに「私たちの看護」を発信している。

　それらを、ホームページやパンフレットなどのメディアを活用するだけでなく、直接接触する機会においても同様に発信することが大切である。

■看護を伝える会

　そこで、若手看護師による「看護を伝える会」というチームを作って活動を行っている。

　2010年に結成されたこのチームは、若手看護師10名で構成されており、メンバーは2年間活動する。毎年5名ずつ入れ替わりながらマンネリ化を防ぎ、新たな発想ができるように工夫されている。

　どんな活動をするのかというと、採用活動シーンを想定し、それぞれの接触機会において「私たちの看護」をいかにわかりやすく伝えるかということをメンバー全員で考え、実践するのである。

　今回紹介した「看護のひよこクラブ」においては、cの「看護師の仕事」というプログラムのなかで、高校生に対してどのように伝えていくのかを考えた。

■採用活動をとおして若手看護師の成長機会に

　この活動は、採用活動を活用した若手看護師の成長機会にもなっている。

　「私たちの看護」を看護師という仕事の実際を知らない高校生に伝えるためには、自分たちが日常行っている仕事を振り返り、整理する必要がある。そして、整理したことを俯瞰することで、自分の仕事の意味づけができたり、概念化する力がついたりするので

ある。

　しかも、「私たちの看護」を伝えるわけだから、単に個人の思い
だけでなく、看護部が組織として目指す看護を理解し、その意味
を考える機会にもなっている。

■活動を通じてリーダーとなり得る人材も育成される

　最近、このメンバーは高校の進路指導教員を訪ねて、「看護の
ひよこクラブ」の趣旨、参加した高校生の様子、そして、自分たち
がこのイベントを通じて伝えたいことを紹介している。

　こういった活動を通じて各世代のリーダーとなり得る人材が育ち
始めている。

参加した看護師が振り返る
「看護のひよこクラブ」

　さて、最後に「看護のひよこクラブ」の参加者で三豊総合病院に
入職した3名の看護師にインタビューをした。当時を思い出しても
らい、参加の動機、参加したときの感想、そして、看護師になっ
た今、この機会が自分にとってどう影響しているかについて聞いて
みた。以下に紹介する。

① 参加した理由

■看護師A

高2の夏だった思いますが、当時の私は卒業後の進路がはっきりと決まっていませんでした。将来は人とかかわることができる仕事に就きたいと思っていて、看護師も選択肢の一つでした。進路の先生から看護師の仕事や病院のことを知る機会として、ひよこクラブを紹介され、友達と一緒に参加しました。

■看護師B

私は高校生のときに看護師になりたいと決めていました。すでに複数の病院で行われている看護体験に参加していました。そういう流れのなかで、ひよこクラブを知り、参加しました。

■看護師C

私は看護師になろうかちょうど迷っているときに、この病院でひよこクラブがあることを知り参加しました。実は、この病院には中学生時代に職場体験で来たことがあり、看護学生時代にはインターンシップでお世話になり、長く継続したご縁となりました。

② 当時、参加して良かったと思えたこと

■看護師A

看護師さんから看護の仕事について良い面ばかりではなく、しんどいことについても話していただきました。患者さんからの言葉、

先輩たちの支えがあって、仕事に取り組めているというお話や多職種の人たちとかかわりながら仕事ができるということをお聞きし、看護師になりたいと思いました。

■ **看護師B**

　直接看護師の仕事について聞くことができるのは魅力的でした。実際に、看護師の方のお話を聞くにつけ、自分が看護師になりたいという希望が間違いではないと確信を得られました。毎回、参加するのが楽しみで、継続して4回参加しました。

■ **看護師C**

　先輩看護師から直接、看護師の仕事や生活を聞くことができたのが良かったです。

　患者・家族とのかかわりの話だけでなく、職場の人間関係の話も聞くことができ、仕事をするということについて大きな視野でとらえることができたと思います。

❸ 看護師になった今、振り返って参加して良かったと思うこと

■ **看護師A**

　看護師という職業につくきっかけとなったことです。

　また、そのときにお会いした看護師の方の良い印象が強く、結果的にこの病院で働くことができたことです。

　入職して3か月なのでわからないことばかりですが、ひよこクラ

ブのときに聞いたとおり、職場の先輩方に支えられているという実感があります。

とても気にかけていただいています。

■看護師B

大学に進学するまでにも複数の病院で看護体験に参加しました。

また、大学進学後は、実習だけでなく、就職活動なども含めて複数の病院を知る機会がありました。

そのなかで、この病院と巡り合えて、就職できたことが一番良かったことだと思います。

■看護師C

それは、看護師になることを選択できたことだと思います。

やはり、将来の仕事について知ることができ、しっかりと考える機会を得たことで今の私があると思います。

それと、仕事だけでなく、病院を知ることができたおかげで、今、こうして楽しく働くことができていることです。

直接話を聞く機会が進路選択をするうえで大きな影響を与える

このインタビューを通じて感じたことは、高校生時代に、実際に看護師として働いている人と接してじっくりと話を聞く機会は少ないということであった。

だから、看護師になるか迷っていても、看護師になると決めていても、直接話を聞く機会があることが進路選択をするうえで大きな影響を与えることがわかった。

　また、「私たちの看護」の語りでは、職場の人間関係についても語られている。

　単に看護師という職業のみに焦点を当てるのではなく、患者・家族の目線で、適切な看護を提供していくために何が大切なのかということが語られているので、「看護のひよこクラブ」の未来の仲間へのメッセージになっているのだろう。

これからの看護師採用活動を考える

さて、これからの看護師採用活動として私が今後チャレンジしたいと思う採用手法について紹介したい。

> **ポイント**
>
> ☑ 「学びの提供」を軸にした採用戦略
> ☑ 病院と高等学校との連携
> ☑ 看護学生の就労型インターンシップ
> ☑ 社会人向けインターンシップ

「学びの提供」を軸にした採用戦略

④ 求める人材の最低条件

私は長年、様々な企業や病院の採用活動にかかわってきたが、振り返れば求職者にとってのニーズと求人側のニーズを大切にしながら、採用戦略を考えてきたように思う。

特に、クライアントの求める人材像をターゲットとし、それに適

した人材とつながることを戦略の最優先にしてきた。

人材を求めるというのは、だれでもよいわけではない。すべてのクライアントに採用ターゲットとして提案してきたのは、「その組織の理念に共感してくれること」、そして「成長意欲が高い人であること」を最低条件とすることであった。

❺ 向学心の強い人材を得るために

成長意欲が高い人であることの基本条件は向学心が強いことである。向学心が強い人とつながるためにこれから私がチャレンジしようとしている戦略と戦術を紹介したいと思う。

その戦略のキーワードは「学びの提供」である。

採用活動といえば、とかく「病院情報の提供」という視点で語られるが、私は「学びの提供」を提案したい。

採用活動では病院のことを知らせることが定番だという常識があるため「病院情報の提供」が中心になりがちだが、向学心の高い人材のニーズから考えれば、その接点の初めはまずは何が学べるかである。

しかも、一言で学びといっても、次の3点が大切であると考えている。

> **ポイント**
>
> ☑ 知らない情報を知る機会
> ☑ 自分の考えを発信する機会
> ☑ 看護師と課題を一緒に考える機会

■知らない情報を知る機会

対象者にとって知らないことを知る機会なので、これは対象者にとっての機会への関心事である。

■自分の考えを発信する機会

学んだことに関連して自分の考えを発信する機会なので、自身の意識のレベル、能力のレベルを知る機会であり、同時に課題を得る機会である。

■看護師と課題を一緒に考える機会

看護師との共同作業を通じて、その病院で働くイメージを浮かべる機会である。

❻ 現職看護師にとって負担感が少なく、自身の成長と満足度向上にもつながるような配慮

この戦略を遂行するうえで、病院にとってもう一つ大切な視点を忘れてはいけない。それは、現職看護師にとって負担感が少なく、自身の成長と満足度向上にもつながるような配慮である。

要は、現職看護師にとって楽しい機会であり、自身にとって明日からのキャリア形成において気づきの機会、学びの機会となり得るような環境を提供することである。

さて、以下、順にその戦術について紹介していこう。

病院と高等学校との連携

① 看護の仕事を考えさせる授業

　大学教員として高等学校の進路指導教員と接触した際に、医療系の進学者のバーンアウト防止の手立てがなく困っているという話を聞き、それがヒントになって三豊総合病院のひよこクラブが生まれ、高校教員たちからも良い評価を得られたという話題を提供した。

　実は以前、筆者自身、高校生にこんな授業をしたことがある。

　クライアント先のナラティブサイトに掲載されている看護師のナラティブを使って、看護の仕事を考えさせる授業である。

　この授業では、以下のようなステップを踏み50分をフルに使った。

■授業の目的の説明

　看護師の仕事がどんな仕事かをもっと知るための方法を知ってもらう

■個人ワークと発表

　「あなたがイメージする『看護師の仕事』とはどんな仕事でしょう。思いつくまま書いてみてください」

■個人ワーク（看護師のナラティブを読む）と発表

「看護師のナラティブを読み、あなたが思った『看護師の仕事』とはどんな仕事かを書いてみてください」

※この際、後にグループになるメンバーはそれぞれ違う看護師のナラティブを読ませる

■グループワークと発表

看護師の仕事とはどんな仕事かを話し合う

■授業のまとめ

ナラティブサイトを活用し、たくさんの看護師の働き方を学び、目指す看護師像を考えてみる

② 看護師と高校生の関係性を深める

この機会でわかったことは、ほとんどの高校生は、看護師になることを希望していても自分勝手なイメージを抱いていることが多いが、看護師のナラティブを読み、考えることで、自身が進路を考えるうえでもっと多くの看護師の働き方を知りたいと思うようになったことである。

こうした授業は病院の看護師がすることで、高校生にとってはもっとリアルなものになるだろう。

前項で紹介した三豊総合病院のひよこクラブが実施した、患者さんへのケアを看護師と高校生が一緒に考えることをこのメニューに付け加えると、看護師と高校生の関係性はより深まることになる。

病院側にとっては、いくつかの高校と連携してこのような出張授業をすることで、つながりができ、関係性は深まるだろう。

　仮に奨学資金を提供することができるならば、提供してでも将来入職してほしい人材との関係性を深められることになる。

　最近、出会った数校の高校教員とこの話をしたら、病院と連携してこういう機会をつくってほしいと言われたので、教育現場ではかなりニーズがあるものと思われる。

■ 看護学生の就労型インターンシップ

　インターンシップも学びの提供機会である。しかし、看護師が忙しいこともあって、おおむね1日、実質5時間程度の病院説明型のインターンシップが主流である。

　今回、提案したいのは就労型インターンシップである。

① 看護補助者として現場を体験する

　期間は最低1週間程度を要し、給与を提供する。看護学生の夏・冬・春などの長期休暇を利用して実施する。

　これは「内定者フォロー」のところでも紹介したが、私のクライアント先で看護補助者の仕事を看護学生にさせているということをヒントにして考えた。

　看護学生が看護補助者のアルバイトを通じて得たベネフィットを

再度紹介したい。

> **良かった点**
>
> ☑ 入職前に人間関係が構築できる
> ☑ かかわる患者さんとのコミュニケーションの大切さと仕事のやりがいを感じることができる
> ☑ 現職看護師の看護を見ることで看護技術の実際を学べ、授業で生じた疑問点なども質問でき、有効なアドバイスを得ることができる
> ☑ 物品の名前、処置と留意点、疾患の病態など授業で学んだことがイメージしやすくなり、知識が自然に身につく
> ☑ 患者さんや多職種のスタッフとのかかわりを経験することができる

　つまり、看護補助者の仕事そのものが看護学生にとって看護師になるうえでの大いなる学びの機会になっている。参加する病院で行われている看護を知り、看護師と協働し、学校で学んでいることの意義を感じているのである。

❷ 実施上の留意点

　実施するうえでの留意点は以下のとおりである。

> **留意点**
>
> ☑ 看護補助者の仕事をしながら、看護の仕事を学ぶベネフィットについて訴求する
> ☑ この病院でしか学べないメニューを用意する（ほかの病院ではできない看護体験など）
> ☑ 理念や行動方針について考える機会をつくる（看護師と一緒にグループワークをするなど）
> ☑ 応募者が多い場合は試験・面接をする（参加動機、看護観などから）

■採用するメリット

このプランについて数名の看護学生に相談したところ、長期休暇ごとにいくつかの病院での仕事を体験できるので、より具体的に就職後のことをイメージできるという意見がほとんどであった。

また、給与を得ることができるので、インターンシップ期間にアルバイトをしなくてもよいことが助かるという意見もあった。

病院側に尋ねると、看護補助者の募集が難しいので、その課題も幾分か解決されるが、報酬を提供することで、より優秀な学生との接点を得られる可能性があるのではないかという意見があった。

社会人向けインターンシップ

　次に、社会人を対象としたプランとして、社会人向けのインターンシップを紹介したい。

❸ ほかの職場について知るために

　これを思いついたのは、弊社の訪問看護ステーションで看護学生向けに実施したインターンシップのなかに2名の病院看護師がいたことによる。

　ある団体で実施されている看護師を対象にした研修会の際にこの話題を出したところ、休み時間に数人の看護師が私のもとにやってきた。「先生、現職看護師のインターンシップを受け付けている病院や訪問看護ステーションをどこかご存じですか」と質問されたので、その理由を聞いてみた。彼らの意見をまとめると以下のとおりである。

- ・現在、勤務している病院に特に不満があるわけではないが、ずっとこの病院のままでいいのかという思いがある
- ・今すぐ転職するわけではないが、将来のことを考えて、ほかの職場を知っておきたい
- ・自分の仕事や能力を客観視する機会を得て、自分のキャリア形成を検討したい

・転職時には病院見学と1回程度の面接でのコミュニケーションしかなく、転職リスクが高い

そこで、インターンシップで希望することを少しディスカッションしたところ、以下のような意見が出た。

1. 一日就業体験の形式が好ましい
2. その病院で行われている仕事をそのまま体験したい
3. その病院の中で看護力の高いとされている看護師の話を聞く機会がほしい
4. 看護部長の看護観や育成方針について聞く機会がほしい

以上のような意見が出たが、「1.」については、現職看護師なのでまとまった休みが取れないのが理由だそうだ。また、平日、土・日、夜勤などのバリエーションも意見として出た。ほかには、たとえば毎月1日間だけインターンシップを受講できるようにしてもらい、それを3回体験するような形ならば、いくつかの部署を体験できるので、参加する側としてはありがたいという意見も出た。

「2.」は、その病院の日常をそのまま体験したいということである。

そうすることで、仕事の進め方、その背景にある考え方、チームワーク、業務効率などその病院の独自性を感じることができるからである。

「3.」は看護力の高い看護師とのコミュニケーションにより、その病院の看護のレベルを感じたいのと、自身のキャリア形成を考える機会にしたいというのが理由である。

「4.」は転職を考えるうえで、部門トップの看護部長とのコミュニ

ケーションの機会をもつことで、自分たちの成長機会となる職場か
どうかを見極めたいという思いがあるようだ。

　こうしたことが、受け入れる側にとってどれくらいの負担になるか
の検討は必要であるが、初めに述べたように、病院側のスタッフ
の成長と満足度向上にもつながるよう配慮するならば、このプラン
は受け入れ側にとっても良い刺激となるだろう。

❹ 潜在看護師を対象とした復帰のためのインターンシップも視野に

　また、彼らとのディスカッションでこんな話題も出たので紹介し
ておきたい。

　友人が潜在看護師で、就職活動をしようとしているが、そも
そも病院のホームページは病院の概要的な記載が多く、看護部
のコーナーも特に条件的な情報が多いので、どの病院を選んだ
らいいのかわからない。また、復帰して、自分が看護師としてやっ
ていけるのかどうか自信がない。

　そこで、潜在看護師のために「復帰のためのインターンシップ」
を病院が実施することによって、多くの潜在看護師の復帰が実現
できるのではないかと提案された。私はこれにもチャレンジしてみ
ようと思う。

コロナ禍における接触困難を逆手にナラティブサイトと動画を活用

　2020年初頭から始まった新型コロナウイルス（以下、コロナ）の感染拡大は社会に大きな影響を及ぼした。本項は、コロナ禍における採用活動（ナラティブサイトをどのように活用したのか）、また動画の活用について考えてみたい。

■ コロナ禍でこれまでのような採用活動ができなくなった

　コロナの感染拡大で、2020年2月頃から行動規制が始まり、各病院は日常業務の忙しさに加え、感染対策を考慮しなければならなくなった。私たちも連日の報道でその大変さを知った。そのような状況のなか、3月に予定されていたインターンシップや合同就職説明会などが軒並み中止となり、各病院は予定していた採用活動が困難になった。この時期、大学をはじめとする教育機関は前期の授業開始が延期となり、4月下旬よりほとんどの教育機関ではオンライン授業が実施され、学生に対面での就職支援をすることができなくなっていた。

　当時、私が接した看護学生の多くは、合同説明会や病院見学

ができずどのように就職活動をすればよいのかわからない、問い合わせた病院側の受け入れが難しくアポイントをとることすらできないなど、困惑した様子であった。病院側も次年度に向けた看護師確保が経営の重要課題であるため、困惑しながらも対策を練ってはいたが、予定していない業務が増えたり、予測困難なことが多く、計画どおりに事が運ばない状態が続いていた。

　緊急事態宣言発出後しばらくして、クライアントである病院から、緊急事態宣言解除予定の5月6日以降、採用活動を再開していきたいので一緒に計画を考えてほしい、特に教育機関にとってもプラスになるような有効なアプローチについて考えてほしいといった相談が立て続けに入った。

ナラティブサイトの更新頻度を高める

① ナラティブサイトそのものを広報する

　緊急事態宣言が出ていた頃、大学等の授業がほぼオンライン化していたこともあり、学生たちは一日中、自宅でパソコンやタブレットなどで受講していた。就職活動中の学生によると、オンライン授業の合間に施設のホームページを閲覧して就職先を探していたという。このように先行きに不安を感じている学生に対して、どのようなアプローチが必要だろうか。

　私はクライアントの病院に対して、看護部のナラティブサイトの

メニューを紹介したフライヤー（**図1**）を作り、教員をはじめとする学校関係者に向けて、PDFに変換したフライヤーをメールで配布することを提案した。フライヤー自体はA4サイズで情報量はそれほど多くないが、QRコードを入れ、それを読み取るだけで、先輩看護師が医療現場でどのように働いているのか、管理者はどのように看護師を育てようとしているのかなど、学生が必要としている情報を、病院訪問をしなくても得られるようにした。このフライヤーは教員たち学校関係者に好評だったようで、ゼミなどのグループ単位でも共有してくれた。

民間企業に就職する文系学生は就職情報サイトや企業のホーム

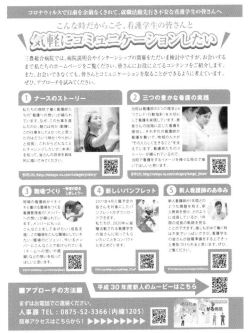

図1　ナラティブサイトのメニューを紹介したフライヤー

ページを検索して、数十社、多い学生であれば100社を超える企業にアプローチする。コロナ禍以前であれば、実習先やインターンシップ、合同就職説明会で接した病院のなかから候補を選び、その後、病院のホームページで情報を確認するというのが一般的であった。

　就職活動が落ち着いた頃、看護学生たちにその様子を聞いたところ、自粛期間中、予定していたインターンシップや病院見学が困難であったため、少しでも病院の情報を集めるために、まるで文系学生のように多くの病院のホームページを血眼になって見ていたそうだ。そのため、病院側から提供された情報がコンパクトにまとめているフライヤーは大変重宝したようである。

❷ コンテンツの充実を図り、更新頻度を高める

　この経験でもう一つわかったことがある。コロナ禍において、採用活動をオンラインに切り替えることができた病院はある一定の成果を得たようだ。しかし、例年と同じく対面主導で採用活動を展開した病院は採用に苦戦したという。なぜなら学生も脱・対面主導にならざるを得なかったからだ。

　オンラインに切り替えると言っても、要するに、インターネット上で提供している情報が豊富であることがそもそもの前提となる。一般によく言われることであるが、ホームページの更新頻度が低い病院は何度訪れても内容が同じであるため、同じ閲覧者がホームページにアクセスする回数も減り、結果的に採用のチャンスを逃すことになったのではないだろうか。採用ホームページを設置してい

るだけではあまり意味がなく、少なくとも月に1〜2回の情報更新、つまり、新たなコンテンツを提供し続けることが大切である。

　実際に内定者となった学生たちに話を聞いてみると、ホームページで見る看護師の物語や管理者の想い、新人がどのように育っていくのかなどの情報により、自分がそこで働くイメージを具体化することができたという。また、情報が更新されることで病院での働き方も多くの視点を得られるので、そこで働く人たちのリアルな姿を多面的に検討できたというのである。これは学生だけでなく、既卒者にもいえることである。

　こうして考えてみると、インターンシップ、病院見学や病院説明会などは職場の雰囲気を知り、様々な体験ができるというメリットがある一方で、限られた時間に、限られた人としか接点をもてないという点においては、コロナ禍かどうかは別にして、オンライン上での情報提供機会の価値はさらに向上すると思われる。

▌体験困難な採用プロセス
▌「せめて動きや声がほしい」

　オンライン化が重要になってきたといっても、対面主導で活動してきた採用側や求職者側にとって、やはり物足りなさはぬぐえないだろう。ホームページを充実させたとしても基本は文字や写真の情報なので、職場の雰囲気や体験での肌感覚を得ることは難しい。そこで、取り組み始めたのが「動画」の配信である。動画であれば、動きを見たり、音声を聞くことができるので、肌感覚には遠いかも

しれないが、文字情報では得られない臨場感を得ることができる。

　ただし、経験したことがある人にはわかると思うが、動画の制作は意外と時間を要するものである。また、ホームページに掲載する文字情報は加工できるが（動画も編集可能だが）、登場人物の素材そのものである表情や話し方、声のトーンを加工することは好ましくない。つまり、その人なりの個性があらわになりやすいので、登場人物がカメラに向かって話すという行為も、うまくいかなければ何度もやり直すことになる。撮影側がうまくいったと判断しても、登場人物側がやり直しを希望するケースがあるということだ。このあたりが動画制作をするうえでの課題である。そこで、クライアントと打ち合わせをするなかで、次の点に留意して進めることにした。

> **ポイント**
>
> ☑ 1コンテンツ5分以内の動画とし、更新頻度を高める
> ☑ 時間をかけない
> 　※1コンテンツの撮影・録音が30分以内でできるもの。つ
> 　　まり、該当する看護師の負担時間を30分以内とする
> ☑ 動画素材だけでなく、写真素材も活用する

▌テロップや音楽を入れて
▌わかりやすくする動画制作の方法

　さて、本項で紹介するのは、コロナ禍で試み、配信した動画やムービーの企画である。それぞれの企画意図、動画素材、動画

構成、留意点を紹介するので、参考にして動画制作にチャレンジしていただきたい。

① 新人のあゆみ

新人看護師が入職してからの1年間を、写真素材を使った4分弱のムービーで振り返り、看護学生や看護教員を対象に入職後の教育や成長の軌跡をイメージしてもらう。この病院のホームページでは「新人看護師のあゆみ」というコーナーを設け、毎月、新人の様子について情報を更新している。1年の流れをコンパクトに見ることができるように、また新人看護師の思い出となるよう2015年より実施し、ナラティブサイト上に記録として残している。

■動画素材

看護教育担当者が1年間に撮りためた写真とフリー素材の音楽、簡単な説明用のテロップ

■動画構成

1. **タイトル表示**
2. **春**

    入職式の様子→看護部概要講義→医療安全研修→感染防止研修→喀痰吸引研修→ポジショニング→点滴・注射・採血研修→宿泊研修・歓迎会→病院祭り→輸液ポンプの使い方→看護補助者体験

3. 夏

フィジカルアセスメント→納涼会→急変時の看護→防火訓練
→褥瘡ラウンド

4. 秋

心電図・モニター心電図研修→多重業務研修→人工呼吸器研
修

5. 冬

職員忘年会→看護観発表→キャリアラダーⅠ認定証

ポイント

- ☑ 各写真の左上に前述のタイトルを表示して、写真の内容がわかるようにする。
- ☑ 「春」の項目が多くなるので、「夏」以降は項目ごとに写真の点数を増やし、季節ごとに量的なバランスをとる。
- ☑ 項目のなかで複数の写真を使用する際は、写真下部に簡単な説明テロップを入れる。

❷ 新人研修の様子

　これは、看護部長とのオンラインミーティングのなかで「新人研修の様子をスマホで撮影しているんだけれど」という話がたまたま出たのがきっかけである。実際に新人研修で何をしているのか、プログラムの掲載をしている病院は多いが、その様子を見ることはなかなかできない。指導の様子、指導の受け方、うまくいかない

新人看護師の様子、それでも一生懸命に取り組む姿を見てもらい、この病院で働くイメージをリアルに感じてもらうことがねらいである。

■**動画素材**

スマートフォンで撮影した動画、効果音、フリー素材の音楽、簡単な説明用のテロップ

■**動画構成**

タイトル表示→看護部長のメッセージ→院内BLS研修・心肺蘇生法・AED講習についての説明→CPRコール→急変の発見者とのコミュニケーション→急変の発見者の練習→胸骨圧迫の練習→換気をする練習→最初から通してやってみました→新人看護師の感想（パワーポイントのスライドを使った文字によるメッセージ）

> **ポイント**
> - ☑ 15分程度に編集する。
> - ☑ 比較的長めの動画となるので、視聴者を飽きさせないよう研修の様子に説明テロップを入れる。

❸ オンライン病院見学

学生をはじめとする求職者からのアプローチに対して、通常であれば病院見学をしてもらいコミュニケーションの機会を得るが、コロナ禍により病院見学もままならない状態である。問い合わせがあった求職者に対して、オンライン上であっても病院見学の機会を

提供したいということで動画制作をした。

■**動画素材**

　病院内の施設の写真、フロアごとの地図、スマホ動画（看護師
による案内）、フリー素材の音楽、簡単な説明用テロップ

■**動画構成**

1．動画を制作した想い（文字情報）→タイトル表示

2．本館1階

　正面玄関→本館1階地図（地図に人のマークを挿入し、現在
地を表示。**図2-1**）→総合案内→ロビー→コーヒーショップ→
コンビニエンスストア→入退院・在宅支援室→患者相談窓口→
がん相談支援センター〜緩和ケア科・外来〜がん・緩和ケア支
援室（看護師による案内動画）→図書室（室内の様子を撮影
した動画）

3．本館2階

　本館2階地図→外来化学療法センター（看護師による案内動
画（**図2-2**）→ICU（集中治療室入口付近の動画）

4．本館3〜8階

　本館3〜8階地図→各フロアの診療科が分かれていることや
病棟の雰囲気を伝える→4階産婦人科病棟（ほかの病棟との
違いについて説明）

5. 救命・救急センター

救命・救急センター地図→センターの様子を紹介→救急セン
ター・外来（看護師による案内動画）

6. 本館2階

本館2階地図→手術室〔看護師による案内動画（図2-3）〕

7. 動画視聴者への感謝のメッセージ

ポイント

☑ 動画のタイトル表示の前に、「オンライン病院見学」を
制作した想いを文字で伝える。

☑ 動画の撮影に際しては、うまくきれいに撮ることを優先
せずに、できる限り案内する看護師の自然な感じを大
切にする。

☑ 病院見学のため、視聴者が見学していることを想定して、
どこにいるのかわかるように各階の地図を挿入する。ま
た、人のマークを地図に示して、現在どこにいるのかを
わかるようにする。

④ オンライン・インターンシップ①
──部署紹介

　コロナ禍により、予定していたインターンシップを春に続き夏も
実施することができなかった。見通しがつかないなか、体験する
ことは困難であっても、インターンシップに参加したときに得られ

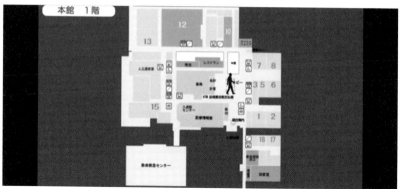

図2-1　人のマーク（現在地）が入った地図

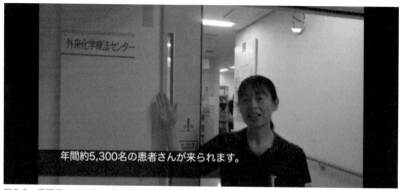

図2-2　看護師による案内動画（外来化学療法センター）

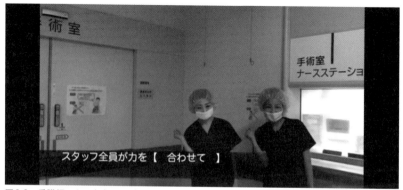

図2-3　看護師による案内動画（手術室）

図2　オンライン病院見学

る部署の役割や日常を、少しでも臨場感のある方法で伝えることはできないかということで企画した。今後はインターンシップで体験する予定の部署の紹介を随時更新していく予定である。

■動画素材

写真、音声（看護師による説明）、フリー素材の音楽

■動画構成

・タイトル表示（オンライン・インターンシップ〈外来編〉）→企画趣旨の説明（図3-1）→外来看護→内科外来（図3-2）→外来化学療法室（図3-3）

> **ポイント**
>
> ☑ 外来看護、内科外来、外来化学療法室の様子がわかる写真をできるだけ多く使い、臨場感のあるムービーにする。
>
> ☑ 看護師による説明音声が続くので、音声ブランクをカバーすることと視聴者に心地よさを感じてもらうためにBGMを挿入する。
>
> ☑ 看護の役割やその意味するところをしっかり理解してもらうため、テロップ表示を充実させ、音声の補完をする。

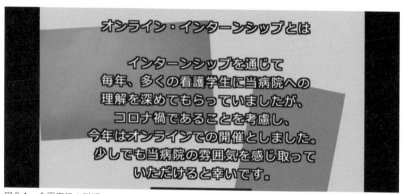

図3-1 企画趣旨の説明

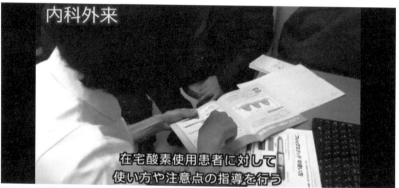

図3-2 内科外来

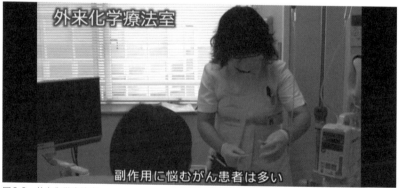

図3-3 外来化学療法室

図3 オンライン・インターンシップ（部署紹介）

① オンライン・インターンシップ②
——看護師のナラティブ

インターンシップでは、体験だけではなく、看護師たちとの交流機会もある。しかしコロナ禍で実施できないため、それを補完する意味で、若手看護師たちのナラティブを動画にすることにした。

■動画素材
ビデオカメラによる撮影動画（看護師2名）、フリー素材の音楽、テロップ

■動画構成
タイトル表示→動画の趣旨説明（図4-1）→看護師のナラティブの動画「自己紹介」～「病院の特色」～「仕事の魅力・やりがい」～「一番印象に残っている経験」～「今後チャレンジしたいこと」（図4-2）→番外編（撮影中のハプニング）

> **ポイント**
>
> ☑ 動画撮影に慣れていない看護師の場合、表情がこわばり、ふだんの姿とは違うこともある。それが視聴者に伝わり少し堅苦しさを感じさせる動画となる可能性がある。そこで、たとえば言い間違いや聞き間違いなどのハプニングや、撮影終了後の緊張感から解放された表情や笑いの入ったNG動画を番外編として提供することで、看護師たちの素の姿を伝えるなどの工夫をする。

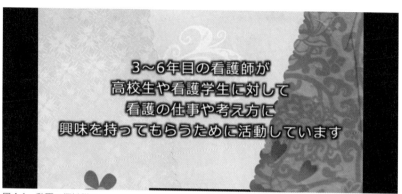

図4-1　動画の趣旨説明

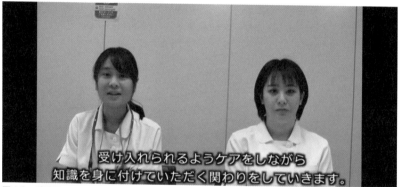

図4-2　看護師のナラティブの動画

図4　オンライン・インターンシップ（看護師のナラティブ）

コロナ禍で行われた病院説明会・面接

① オンライン病院説明会における工夫

■オンライン説明会の実態

コロナ禍において、病院説明会を病院で開催することは難しい。

オンライン説明会として、zoomなどのWeb会議サービスを用いて実施されることが多くなった。

資料については、すべてPDFで作成し、参加者に事前にメールにて配布するなどした。また、当日のプログラムでは、参加者と画面共有し、パワーポイントで作成された資料に基づいて説明をするという方法を取った。

プログラムとしては、対面で実施されたものを踏襲されるケースが多かった。

■病院見学は動画を活用してカバーする

問題は、通常実施される病院見学ができないことである。

先述したように、病院見学の動画を作成しているところは、それを流しながら、一時停止を繰り返して病院見学と同様の説明をする工夫をしていた。

また、ふだんであれば、90分〜120分を所要時間とするが、同じ空間にいるわけではないので、間延び感は否めず、おおむね60分以内で終了するところが多い。

また、質疑応答も、チャット機能を活用しながら実施している
ケースが多い。

❷ 面接における工夫

次に、面接であるが、これもzoomなどを活用するケースが増
えた。その内容は特に変わらないが、オンライン面接での対応が
人材確保のポイントになっている。

■オンライン特有のトラブルをきっかけに応募者に良い印象を与える

対面していれば発生しない、タイムラグ、音の途切れ、ネット環
境に左右されるなどオンライン特有のトラブルが起こりがちである。
私も、面接中に音声の途切れやインターネット接続が不良になり、
その際の応募者の焦る姿を何度も見てきた。

オンライン面接では病院側が「お互いに音が途切れることもあり
ますが、気にしないでくださいね」などと面接開始時に、あるいは
事前にメール等で面接官が伝えておくことが大切である。このよう
な配慮が、内定者から高く評価されるポイントになる。相手が答
えやすい環境をつくってあげようとする態度が、応募者たちにとっ
ては「入職してからも今のようにコミュニケーションを取ってもらえ
るのではないか」という入職後への期待感・安心感につながるので
ある。

内定者フォローの実際

2020年度に実施した例を紹介しておく。

① 内定者紹介冊子

例年であれば、これから一緒に働く看護師や内定者の顔合わせを兼ねて、病院に集合して懇親の場を設けることができるのであるが、それが叶わない状況である。そこで、内定者の簡単な自己紹介を掲載して、それを冊子にして配布することにした（図）。氏名、出身校、目指す看護観や看護師像、自己PRである。これを内定者に配布するだけでなく、各病棟にも配布し、特に看護管理者は事前にどんな内定者がいるのかを知っておくことで、スムーズに入職するよう配慮している。

② オンライン内定者懇談会

通常であれば看護管理者、看護師と内定者が懇親会の場で様々なコミュニケーションの機会があるので、それをオンライン上で実施する。内定者を5人1組にして、そこに看護管理者・看護師1〜2名が参加。zoomを活用して自己紹介、内定者の質問に答えたり、通常の懇親会でのコミュニケーションを再現する機会である。時間は30分程度が適度かと思われる。

出身校 ●●●●●●●

目指す看護観や看護師像
地域での暮らしを支えながら患者様に寄り添い安心感を与えられる
看護を実践していきたいとかんがえています。

自己 PR
私の長所はおおらかな性格であることです。周囲の人からも優しい性
格だと言われる事があり、誰にでも優しく接して、場を和ませる事がで
きると考えています。

●● ●●
××× ×××

出身校 ●●●●●●●●

目指す看護観や看護師像
私はどんな時でも患者様やご家族の反応をよく観察し、患者様やご
家族の気持ちに寄り添った看護を行っていきたいです。

自己 PR
私は誰とでも笑顔で接することを強みとしています。実習で患者様か
ら「あなたの笑顔を見ると元気が出る」というお言葉を何度も頂きまし
た。今後も自分の強みを活かした看護を行なっていきたいです。

●● ●●
××× ×××

出身校 ●●●●●●●

目指す看護観や看護師像
私が目指す看護師像は、患者様それぞれのニーズに合った看護を提
供できる看護師です。

自己 PR
私の長所は笑顔です。控えめで大人しい性格でありますが、今後とも
よろしくお願いします。

●● ●●
××× ×××

図　内定者の簡単な自己紹介を掲載して、それを冊子にして配布

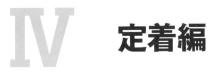

IV　定着編

看護師の採用・定着における 「看護を語る＝看護師のナラ ティブ」 という行為の効果

　ここからは、「看護を語る」という行為に着目し、看護師の定着
につながる職場の活性化や人材育成効果について考察してみたい。

ナラティブとキャリア開発

❶ 採用専用ホームページのナラティブサイト制作の経験 から

　これまで、主に看護師採用で培った考え方やノウハウを紹介し
てきた。
　採用のお手伝いを始めて間もない頃から、定着という課題に
ついて相談されることが多くなり、「この病院で働き続けたい」と、
現場の看護師が感じるような職場をつくるためには、どんな手法
があるかを研究し、定着のお手伝いも実践してきた。
　私は、クライアントに対して採用専用ホームページであるナラティ
ブサイトを制作しているので、1年間にたくさんの看護師のインタ
ビューを実施している。

インタビューの内容は、まさに「看護を語る」である。そして、「看護師を元気にし、看護部が明るくなり、求職者にとって行きたい病院になる」ことを同時に実現する方法を見つけた。

それは、とんでもない「武器」を開発してきたことに気づいた瞬間でもあった。

その源泉が、「看護を語る＝看護師のナラティブ」、そして、強力な武器が「ナラティブサイト」だ。ナラティブとは物語を意味し、人が体験を語ることを「ナラティブ」と表現する。

医療・看護の分野では、このナラティブが重視されているのは周知のことだ。人の心身は数値的には計り知れない部分が多いので、エビデンスに基づく医療に加え、患者の病気体験の語りを重視して、身体はもちろん、精神的・社会的な問題解決にも挑もうというのがその理由のようだ。

② 臨床心理におけるナラティブ活用

また、臨床心理の領域では「ナラティブ・セラピー」という心理療法があり、これは、クライアントがこれまでの人生の物語を語りながら、支援者と共にその物語のネガティブな部分を書き換えて、心の問題を解決していくという手法である。

私はこれまで、キャリアについての研究や支援をしてきたが、ナラティブそのものをキャリア開発と考えるようになった。

キャリア開発は、自分のキャリアをどのようにつくっていくかを設計することだが、大切なことは、自分が社会や他者にどのような価値を提供したいかを考えて、そのために必要な力を身につけ、

どんな行動をするのかを計画することだと考えている。

③ 意識向上のためのナラティブ活用

大学でも看護学生のキャリア開発をサポートしているが、資格をとれば安泰だとして、仕事に就いてからは何をすればよいかわからないという学生も多い。

そうした課題が浮き彫りになっているので、私は、学ぶべきは先を歩む人たちが社会に価値を提供している（仕事体験している）姿であると考えて、クライアントのナラティブサイトを活用し、看護師のナラティブを教材にするようにしている。

看護師は国家資格をもつ職業であることから、ややもすれば資格偏重になりがちだが、病院内において価値提供が目的になるような意識づくりをするためにも、院内の看護師のナラティブが看護師の意識・能力向上に有効活用できると気づき、実践し始めた。

ナラティブで看護師の
キャリアを意味づける

① 仕事に対する意識を客観的に振り返る機会が
少ないのではないか

毎日仕事をするなかでは、決められた業務に追われ、自分の仕事に対する意識を以下のような視点から客観的に振り返るというこ

とは少ないのではないだろうか。

☑ 自分は何のために仕事をしているのか？
☑ なぜ看護師を続けているのか？
☑ なぜこの組織で働いているのか？

「看護とは何か?」という看護の概念は学校で学び、看護観を言葉にして卒業するのが一般的だ。その後、現任教育では看護を幾度となく振り返り、定期的に自己の看護観のまとめを促している病院が多い。

しかし、「看護」という一般論ではなく、「自分にとって仕事とは何か?」という、職業人として生きるうえでの本質的な問いを語り合う機会は少ないことに気づいた。

人は社会的な存在であり、だれもが社会のなかで認められたいという欲求をもっているのではないか。仕事をしている人は、その仕事をとおして社会に価値を提供し、評価の代償である報酬を手にすることで欲求を満たしている。

しかし、そんなことは無意識のなかへ追いやられ、意識下では目の前の仕事をすることが当たり前になって、わざわざ何のために仕事をしているかなど考えないのが普通である。

❷ 自身のキャリアを意味づける機会をつくろう

私は社会に価値を提供する（＝仕事をする）プロセスをキャリアとよんでいるが、ナラティブサイトのインタビューを通じて看護師

に、「こんな人たちに、このような価値を提供することで喜んでもらえた」という体験を語ってもらった後、ほとんどの看護師から「自身のキャリアを意味づけできた」という感想を得る経験をしている。与えられた業務をただそのままこなし、それを振り返ることがなければ、やりがいは生まれず、向上心も期待できないだろう。

しかし、ほんのささいな出来事も、言葉にしてみれば価値ある行為であると気づくことができ、価値を実感することが欲求を満たすきっかけとなり、やりがいが芽生えて向上心につながっているようだ。そんなことから、ナラティブは、キャリアを意味づける絶好の手段だと考えられる。

ナラティブで看護師の仕事観を醸成する

① 潜在意識の強化に役立てる

キャリア開発の視点から考えるナラティブの効果は大きく2つある。一つは「仕事とは楽しいものだ」という潜在意識の強化によるモチベーションの向上である。そしてもう一つは、キャリアを整理することによる自分の強みの発見である。

また、人のナラティブを知ることで得られる効果は、仕事に対するポジティブな意識形成と、自分のキャリアに関する選択肢の拡大である。

そのため、できるだけ多くの人のナラティブを形にして、キャリ

アの選択肢を提示することが大切である。

イキイキした看護師を育てるためには、イキイキ働く看護師の
キャリアを共有できる仕掛けづくりが必要である。本書で紹介し
たナラティブサイトやパンフレットはまさに「看護を語る」を形にし
たもので、採用活動に活用するものであると同時に院内の看護師
のキャリア開発に活用でき、効果が期待できる。

② 実感できる言葉で聞くことの大切さ
——先輩看護師のナラティブでしか伝わらない楽しさ

最近、若い人たちの間で「仕事を楽しもう」とか「好きなことを
仕事にしよう」などという言葉をよく耳にする。そのこと自体は否定
するものではないが、やはり、困難なことにもチャレンジし、一生
懸命取り組んで成果が出たり、だれかに喜んでもらえたりしたらう
れしい、だからまた新たなことを考えて実践するという行為がワク
ワクするからこそ楽しい、というふうにとらえてほしいと願っている。

仕事は、自ら考えて、一生懸命行動することでしか本当のおも
しろさは実感できず、楽しさも味わえない。このことを若い人に伝
えたいのだけれどなかなか伝わらないというのは、どの業界でも
経営者・管理職が頭を抱えている問題だ。仕事は楽しいという潜
在意識を育てようとして、「仕事はこうだから楽しい」と抽象的に伝
えてもなかなか腹落ちしないのは仕方ないことだ。

ナラティブサイトの取材のしばらく後にクライアントの看護管理
者から、先輩看護師のナラティブによって仕事を楽しむ様子を伝
えることが、若い世代の看護師の仕事観の醸成につながっている

という話をよく聞かされる。

　様々な看護師のナラティブのなかから滲み出る「仕事のおもしろさ」を、実感できる言葉で聞いて心を動かされることで、自身の仕事の楽しみを見いだすきっかけがつくられていく。

■ 「看護を語る」を実践し、モチベーションを向上させる

　こうして私は、ナラティブサイトのインタビューを通じて看護師のナラティブ（看護を語る）が看護師のキャリア開発にプラスになることに気づき、クライアントの病院で、もっと多くの看護師に「看護を語る」機会をつくりたいと考えた。そのことで、一人でも多くの看護師に、自身の仕事の意味づけをし、強みを発見し、次のチャレンジにつなげてもらいたいと考えた。

　そこで、クライアントに提案したのが、「看護を語る」ことを管理者との面談機会で活用すること、もう一つが、看護のナラティブ研修会である。

① 看護管理者との面談で看護を語る機会をつくる

　これは、看護管理者との面談機会に、私が日頃実施しているように、インタビュー形式で面談対象者の「看護を語る」機会をつくるということである。少し緊張感のある面談のアイスブレイクの役割を果たす。

看護管理者は話を聞くなかで、その看護師の仕事に意味づけすること、強みとなる資質・能力、その人の成長について言葉を返すことができ、信頼関係を築く機会になる。パンフレットの制作方法の稿で紹介したヒアリングシートの質問を参考にしていただきたいが、基本的には最近の看護体験で学んだことや看護観の変化などが話しやすいのではないかと思われる。

■思いを知ることでメンバーへのかかわりに変化が生まれる

　実際に実施した看護管理者は、単に面談がうまくいくという技術的な成果もさることながら、メンバーの看護への思いを知ることができるため、かかわりに変化が起きることを評価している。

　たとえば、目標面談であれば、メンバーの看護観や強みを生かす方向で、組織において担ってほしい役割を提案しやすくなり、そのことでメンバーも組織における役割に対する意味を感じてくれるようになるということである。

　また、個々の看護に対する思いを知ることで、それを理解したうえでの助言や指導が可能になる。そして、ふだんのかかわりについても広い視野、多様な視点でメンバーを見ることができるようになる。

❷ 看護のナラティブ研修会を開く

　これは、本稿で紹介している「ナラティブとキャリア開発」をテーマにした研修である。私にとっては、過去3年間で最も依頼の多い研修である。

具体的にどのように進めるかを紹介しよう。これは、30名前後の参加者を想定したものである。

■ レクチャー（30分）

テーマ「自分のこれからの働き方を考えてみよう」

■ パーソナルワーク（10分）

以下の質問に対して、どんなことを語るかを考える。ただし、プレゼンテーションの準備というよりは、振り返ることを重視する（事前に考えさせる場合はこの時間はとらなくてよい）。

1. なぜ、看護師になりましたか。
2. 看護師になってよかったという瞬間や出来事について教えてください。
3. 最近、仕事でうれしかったことはどんなことですか。
4. これからチャレンジしたいことは何ですか。

■ グループワーク（40分）

5名1組でグループをつくり、自身の看護やキャリアについて1名3分程度で語る。

その後、メンバーは発表者に質問するだけでなく、その内容に意味づけ、強みの提示、看護の質を向上させるプラスのアドバイスをする。このワークが最も大切なので、多少、延長することも視野に入れて進行する。

■発表・解説 (20分)

　各グループから、ほかのグループにも聞かせたい看護師経験を1つ選び、講師のインタビューを通じて全体に発表する。

　それぞれの発表に対して、講師から、意味づけ、強みの提示、看護の質を向上させるプラスのアドバイスをする。

　また、これらを職場で、同僚と後輩への指導に活用する方法を提案する。

■宿題 (後日提出)

　研修で語ったことを踏まえて、A4の用紙1枚 (Word使用、約1000文字) で「物語風」に書く。

　研修の受講生の満足度は押しなべて高い。受講生の評価で多いのは以下のものである。

- ・自分の仕事を振り返る機会を得た。
- ・グループのメンバーに聞いてもらい、仕事の意味づけ、自身の強みの発見ができた。
- ・同じ病院で働く、普段顔を合わせない看護師のナラティブから学ぶことで、多くの刺激を受けた。

　宿題は負担であれば、提出を求めなくてもいいが、私は看護管理者にも共有してもらうためにお勧めしている。

　また、そのなかで、ナラティブサイトやパンフレットなどの採用ツールに掲載したい看護師を再発見する機会にもしてもらいたいと考えての提案である。

看護師のナラティブの例
—ナラティブサイトのインタビューから

　2人の看護師のナラティブ（看護をするうえで大切にしていることを抜粋）を紹介するが、この2人は、特に準備もせずにインタビューを受け、その場で振り返りをしながら、自身の看護を語り始めた。

　それを整理し、文章化したものである。

① ナラティブ：看護をするうえで大切にしていること

■患者さんの反応を常に振り返る

　私が、看護をするうえで大切にしていることは、「患者さんの反応を常に振り返る」ということです。

　同じことを言うときでも人によって変えるというのはもちろんのことですが、同じ人に対しても、また、仮に同じ内容を伝えるにしても、その時々で適切な伝え方でコミュニケーションをとることができるようにしたいというのがその理由です。

　伝えるタイミング、声のトーン、話すスピード、ものの言い方……すべて、患者さんが良い方向へ向かうためにすることで、反応をしっかり振り返ることで、「あの人、本当はこうなんじゃないかな」といろいろ仮説を立てて、ひと工夫加えてかかわるようにしています。

■落ち着いて看護をする

　それと、「落ち着いて看護をする」ということを大切にしています。

たとえば、呼吸状態が悪い患者さんは、苦しいからナースコールで私を呼びます。患者さんはしんどいので焦っていますが、知識のない新人の頃の私も現場で焦るばかりでした。

焦るばかりでは何も解決しないのですが、そういうときこそ、何が必要なのかを落ち着いて考えることが大切ということを経験しました。たとえば、この患者さんには「息のしかた」を教えると、患者さんは落ち着きました。

まだまだ、先輩の姿を見たり、相談したりしながらではありますが、自分がかかわったことの振り返りを積み重ねていくことで、「落ち着いて看護をする」ことが自然とできるようになりました。

私にとって「落ち着いて」というのは、患者さん、家族、私の状況について、完璧には整理できなくても、それぞれの視点で一定の整理をして仕事に臨むということです。

② ナラティブ：看護師の仕事の魅力

看護師の仕事の魅力は、気持ちが落ち込んでいる患者さんが前向きな気持ちになり、自分のかかわりにより快方に向かうプロセスをともにすることができることではないかと思います。

■快方に向かうプロセスを共にできるうれしさ

私は脳神経外科の病棟で働いていますが、認知症の方、寝たきりの方もたくさんいらっしゃいます。話がままならない人が、話せるようになり、ご自宅に帰られたり、リハビリ病院に移られたりステップアップされた瞬間はうれしい気持ちになります。

■患者さんの気持ちが前向きになることが大切

　寝たきりの方ですと、寝たままにしておくのではなく、車椅子を使ったりしながら少しでも動く機会をつくり、歩けるように手助けしています。元気づける言葉をかけつつも、決してこちらの気持ちを優先して「起こそう、起こすんだ」と患者さんに無理をさせることなく、あくまでも患者さんの思いに気を配るようにしています。

　大切なことは、患者さんは落ち込んでいることが多いので、気持ちが前向きになり、自分も起きてみよう、動いてみようという気持ちになることだと思います。そんな気持ちになってもらいたいので、患者さんに自分から話しかけて、ご自身で前向きな気持ちになってもらえるように心がけています。

職場のコミュニケーションのしくみづくりに看護師のナラティブを活用する

　ここでは、看護師のナラティブを職場のコミュニケーションのしくみづくりに活用する方法について提案したい。

職場コミュニケーションの課題

　職場の人間関係は、職場満足度に大きく影響する要因である。良好な人間関係を築くために、コミュニケーションを向上させようという取り組みは常に話題に上がる。

　しかし、一言でコミュニケーションといっても、そのレベルは様々であり、職場を活性化させるためには、仕事という面におけるコミュニケーションが必要になる。看護師の仕事はチームプレイなので、患者情報や、業務に関する報告や連絡などの情報の共有は日常的に行われている。

仕事についてやキャリアについて話す機会が少ない

　しかし、職場のなかで、個人の仕事に対する価値観やキャリア開発などについて情報を交換する機会は少ないのではないかと看

個人の"強み"が明らかでなかったら？

① 困ったときに相談相手を見つけにくい
② 個人の強みを生かすマネジメントが難しい

図1　職場コミュニケーションの課題

護師にインタビューする際に問うと、ほぼないという回答がなされる。

　勤務時間が終了し、プライベートで食事に行っても看護観や将来のキャリアについて話すことはほぼないということだ。

　むしろ、同僚と食事に行って盛り上がる話は、仕事の愚痴だというが、これが一般的であることはだれもが理解できるだろう。愚痴をこぼしてストレスを発散し、エネルギーを蓄えて明日からの仕事に備えることを否定する者はいないと思う。

　しかし、そうすると「自分はこんな仕事がしたい」と思っても、適切にアドバイスしてくれる人を見つけるのも難しく、当然、悩む時間が増えて、具体的な行動をするのに時間がかかる。

　また、チームプレイをするうえでは、それぞれの強みを生かして役割を与え、チーム力の向上を目指すが、それぞれの強みがあいまいな状態であれば、チーム力を高めるためのマネジメントも困難に陥る（**図1**）。

だから、職場内でメンバー個々の強みや志向するキャリアが可視化されていると、共有しやすく、課題解決のスピードアップにつながる。一方で、それができていないのが多くの組織の現状であり、組織経営をするうえで、それは解決すべき重要な課題の一つであろう。

個々のキャリアを知り合うしくみ ——向上心を前提にした良好な人間関係を築くために

　「私のいる職場は人間関係が良いですよ」という看護師の話を突っ込んで聞いていくと、慣れ合いの組織になっているケースがある。また、看護師から「アットホームな職場で働きたいです」という意見もよく耳にするが、このアットホームというのは、一つ間違えると、単なる仲良し集団になってしまい、切磋琢磨することを阻害する危険性がある。

　職場というのは、個人のキャラクターを吟味せずに集まった人たちの集団なので、気が合う人もいれば、気が合わない人がいるのも当然で、仲良しであるかどうかは重要ではないと思う。

　プロが集う職場の人間関係というのは、仕事をするうえでの共通の目的のもとに、互いが成果を上げるための向上心をもって、それを助け合い、支え合い、高め合える関係性の良し悪しで評価すべきであり、これは職場づくりマネジメントの根本的なスタンスといえる。

そういう向上心を前提にした良好な人間関係を築くために大切
になるのは、職場のメンバーどうしが、お互いの強みやキャリアを
知り合うしくみをつくることである。

キャリア可視化の効果

たとえば、私がクライアントに実践してもらっていることは、本
稿でもよく話題にあがるナラティブサイトを活用することである。

組織が評価している看護師の仕事ぶりはすでに可視化されてい
るので、院内の看護師は簡単に情報を得ることができる。

ナラティブサイトの活用の有効性を共有していくだけで、しくみ
はつくられる。

看護師にとっては、ナラティブサイトが、自分がこれからどのよ
うに仕事をしていくべきかの参考になる。

また、看護師の看護観やキャリアが可視化されているということ
は、その人の強みは何であるかがわかるしくみが整っているという
ことである（図2）。

そのため、仕事をするうえで困ったときや、自分のキャリア形成
について悩んだときには、部署を超えてだれに相談したらいいの
かが明らかになり、解決のスピードを速めることが可能になる。

また、管理者の立場からしても、メンバーが困っていたら、だ
れに相談すればよいかアドバイスすればよいのであり、自分自身が
苦手なことを聞かれても、答えなくて済む。

職場の良好な人間関係とは
助け合い、支え合い、高め合える関係

そのためにはキャリアの可視化が必要！

図2　個々のキャリアの可視化の必要性

　さらには、管理業務をスムーズにすることにもつながる。

　このように、ナラティブサイトの活用によってキャリアを知り合う
しくみが簡単にでき、職場の人間関係構築の有効な手段となる。

個々のキャリアを学び合うしくみ

① 学び合う風土をつくる

　私は長らく中堅・中小企業を対象に人事コンサルティングを手が
けてきたので、病院の規模にかかわらず、病院の看護部門には一
定の教育体制が整っていることに驚いている。オフィシャルな研修
機会が多い職場である。

しかし、組織として成長するためには、教育計画に基づく研修に加えて、日頃から学び合うしくみ、それが定着することによる風土をつくることも大切だと感じることも多い。

　たとえば、○○病棟の看護師の△△さんは、このようなチャレンジをして成果を上げたとか、○○病棟の△△さんは、将来こんな目標をもっているので、外部研修に通っている……というような情報は、なかなか第三者には伝わらない。

　しかし、それらの看護師のナラティブが可視化されていたとすれば、同じようなことを望む別の看護師は、すぐに相談相手を見つけることができて、希望を実現させるハードルが低くなるだろう。

❷ 先輩をロールモデルに

　また、看護師の職場は女性が多く、結婚・出産・子育てと、様々なライフイベントが待っているが、仕事と家庭を両立させながらキャリアを積む先輩のナラティブは、後に続く人たちにとって、絶好のロールモデルとして教材になる。

■子育て中の社員を対象にした情報

　実際、あるITの企業では、子育て中の社員を対象にした社内報や情報交換をするネット上のコミュニティを立ち上げた。仕事と家庭の両立についての情報交換を行い、働き方を学び合うしくみをつくり、離職がとても多かった職場が嘘のように離職が少ない職場に変貌を遂げている。

　ある病院では、ナラティブサイトへの関心を高めるために、更

互いに仕事を振り返り、学び合う機会の創造

ポジティブな気持ちを呼び起こす
看護へのモチベーションUP

図3　学び合いによるモチベーションアップ

新したらプリントアウトして、読んで学びとして得たことを述べ合う
という取り組みをしている。

　ナラティブサイトの文章は、構えて看護観を語る調子ではなく、
自由に話したことをまとめているので臨場感があるようで、それを
読んだ人たちが自分の仕事を振り返るきっかけとなっており、日常
のちょっとした時間ですぐ学べて、気づきが増えるので評判がいい
と管理者から聞いている。

　また、互いに仕事を振り返る機会の創造は、仕事への思いを強
化することにつながり、モチベーションの向上や「看護師になって
よかった」とか「この職場で働けてよかった」というようなポジティ
ブな気持ちを呼び起こす刺激にもなっているとのことである（図3）。

　ナラティブは、お互いのキャリアを学び合うしくみづくりにも大き
な力を発揮しているのだ。

個々のキャリアをたたえ合うしくみ

③ 褒めるという行為において大切な視点

　看護師のナラティブは、その組織が目指す看護の具体化された
ものである。私は、こうした考えのもと、それを言語化し、可視化
するナラティブサイトを有効活用する戦略を立案し、実施している。
　ある日、クライアントの病院の看護師から、ナラティブサイトに
掲載された心情について、次のようなお手紙をいただいた。

> 私はこれまで当院で仕事を続けてきましたが、毎日当たり前に
> 出勤し、家に帰れば子育てに追われ、今思えば自分を振り返る
> 機会はありませんでした。
> 今回、ナラティブサイトに載せていただくことで、自分のこれま
> での仕事を振り返ることができ、私はこれほど看護という仕事
> が好きだったのだと気がつきました。
> また、小学生の息子が「お母さんすごい！」と言ってくれて、主人
> も、私がナラティブサイトに掲載されたことを喜んでくれました。
> これまでがんばってきた努力が実ったような気がして、これから
> もがんばろうという気持ちになりました。
> このような機会をいただいたことがとてもうれしくて、お話を聞
> いてくださったお礼を一言伝えたくて、お手紙を書きました。
>
> （以下省略）

この方は、推薦してくれた師長さんにも同じような手紙を届け、職場のメンバーにも良い影響を与える発言が増えたということを、看護部長さんからうかがった。

■疲弊しないような褒めるしくみづくりを

　最近では、「褒めて育てる」ということが推奨され、今はどこの現場でも褒める行為に翻弄されて、管理者が疲弊しているようだ。

　人はだれもが「認められたい」という欲求をもっているが、職場では仕事をがんばっている人の成果やキャリアを認め、公表し、たたえることが、本当の意味の「褒める」という行為の大切な視点であると考えている。

　もちろん、管理者が直接言葉をかけるという行為も大切であるし、そのちょっとした声がけが、スタッフのモチベーションに劇的に影響することは周知の事実である。

「認められたい」 という欲求を満たす

がんばっている人の成果やキャリアを公開し 認め、公表し、たたえるしくみをつくる

図4　称賛の機会をしくみ化する

ただ、お互い仕事が忙しくて、接する機会も無理してつくるといった現実もよく聞かされる。

　お手紙をくださった看護師のように、ホームページやパンフレット、最近であればSNSを使うことで、職場だけではなく、家族や院外の知人・友人からもたたえられる機会になる。掲載された本人のモチベーションアップはもちろんのこと、職場への愛着、ステップアップのきっかけなどの効果が望めるだろう（**図4**）。

❹ 称賛の機会＝学びの機会

　私のクライアントで、5年前に理念とクレド（行動指針）を新たに作成された病院では、各病棟でクレドトークという、「クレドに適う、私が実践した看護」を情報共有する機会をつくっている。それは、それぞれの発表者がたたえられる機会となっている。

　また、ある病棟では、クレドノートという情報共有のノートをつくり、自由に自分たちの看護について書いているが、読んだ人が書いた人へ、「参考になりました、助かりました」といったメッセージを残すので、このノートは病棟で定着し、みんなで自分たちの部署の看護を考えることが楽しくなっていると聞いた。つまり、称賛の機会は学びの機会とセットであるといえる。

　情報提供者は学びを提供する。そして学ぶ側にとっては、情報提供者にちょっとした感謝の意を伝える機会となる。

　この「ちょっとした」が日常化されるしくみこそが、この職場で働くメンバーを仲間と意識し、共に働く意味を形成していくといえよう。

管理者の役割

① 目標を明確にして組織の力を発揮する

　職場づくりのマネジメントには、チームの目標を明確にして、メンバー全員が同じ目標に向かいながら、個々のメンバーにキャリアを積ませていくことが求められる。メンバーがそれぞれ自分本位に、自分が求めるキャリアを積むことだけを考えていては、個人は成長できても、組織としての力は発揮できない。

　I章でも紹介したが、ここで再度マネジメントについて復習してみよう。ドラッカーは、「マネジメントとは、ヒト・モノ・カネをうまく運用しながら組織に成果を上げさせてゆくこと」と定義している。

　看護組織の成果は、患者や家族のニーズを満たそうとして行う看護の「質」であり、それを明確にし、できるだけ多くの患者や家族に提供することも成果ということになる。これがチームの目標となる。

② 管理者自身のナラティブを活用する

　さて、目標を達成するために「ヒト・モノ・カネ」をうまく運用していく工夫が求められるが、「ヒト」の運用という観点では、仕事の意義、自己の存在感・成長実感、学びと賞賛の機会、交流環境、創造性の発揮といった働きがいなどの心理学的な経営視点が大

切であると紹介した。

　管理者として求められるのは、メンバーが同じ方向を向けるように、揺るぎない理念をもって方針や戦略、具体的な目標を提示することだが、それを伝える手段にも、管理者自身のナラティブを使うと効果的である。

　「当院が、当部署が目指す看護はこのようなものだから、私はこんなことを目標にマネジメントをしている……」というような管理者の心の内は、なかなかメンバーに伝わりにくいが、ナラティブを使って、管理者自身の職場づくりに対する思いを示すことで、それを伝えてほしいと思う。

　実際、私のクライアントの看護師には、自分の上司の管理観をナラティブサイトで初めて知ったという人が多い。意外と伝わっていないのである。上司の考えが具体的に伝わるとメンバーの意識が変わり、職場の雰囲気が変わってくるから不思議である。要は、知らなかったために、どうすればいいかわからなかっただけということらしい。

❸ ロールモデルとなる看護師のナラティブを公表し評価する

　それに加えて、部署の方針に沿ってキャリアを積んでいるロールモデルとなる看護師に対しては、その人のナラティブをメンバーの前で評価することも管理者の役割だといえる（図5）。

　その理由は、方針に則って成果を出している看護や仕事ぶりの実際を示すことで、この組織ではどのように行動したらいいのかと

方針を具体的に示すのが管理の鉄則

方針に沿って看護師のロールモデルとなる
ナラティブを公表・共有して評価する

図5 管理者の役割

いう行動指針が具体的になり、とてもわかりやすくなり、実行しやすくなるからだ。

　方針は、文字にして壁にかけておくだけではなく、実行できている人の実際の行動、すなわちお手本を示し、メンバーに伝えることが大切である。

　職場をつくるマネジメントにおいて、管理者の具体的な役割は、自分の方針を語り、方針に沿って個人の力を発揮しながらチーム力を高めてくれているメンバーのナラティブを可視化し、そのナラティブを、チーム内に浸透する仕掛けをつくることであるといえよう。

看護管理者のナラティブの事例

2人の看護管理者の、「マネジメントをするうえで大切にしていること」についてのナラティブを抜粋して紹介する。

① 事例：「一人ひとりが違っていい」

まず初めに、働きやすい職場環境を提供するためには、スタッフ全員が同じ役割分担で働くのが公平で良いということではありません。「一人ひとりが違っていいんだ」と考え、お互いを認め合い、意見を出しやすい雰囲気が必要だと思っています。

私自身ももちろんですが、すべてのことができる人間はいないので、自分の役割を果たし、みんなで協力し合える環境が必要です。一人ひとり違った考えのスタッフをまとめて協力し合える組織にするためには、まず師長と副師長が同じ方向を向き、どのような病棟を目指しているのかスタッフに示すことがファーストステップだと思います。

また、師長が全体的なマネジメントを担当し、副師長は師長の補佐であり、通常業務においてはスタッフにとってロールモデルとなるような存在であることを望んでいます。

常に心がけていることは、経験年数に関係なくみんなで意見を出して方法を考える、困ったことは周りに助けを求められる、トップダウンで下ろすばかりでなく、スタッフの声が上がってくる環境

でなければならないということです。

　やりたい看護があるならば、トライアルやチャレンジをさせる。

　うまくいけばそのまま本格的に、うまくいきそうにないときはいったん立ち止まって考えさせる。スタッフに困ったことやトラブルがあれば、そこは師長・副師長が対応すべきだと考えます。

　常に自分たちで問題意識をもち、考え、実践し、プロセスで楽しみを感じ、成果で喜びを分かち合える、そんな職場づくりを心がけています。

❷ 事例：スタッフが適度にリラックスできる雰囲気をつくる

　職場づくりを考えるうえで心がけていることは、少なくともスタッフどうしがギスギスしないような雰囲気で働けるようにすることです。来院された患者さんは、診察、処置、入院…と様々なシーンで不安を抱えられているので、私たち看護師が良い状態で接することができるようにするためには、スタッフどうしが協力し合えることが大切だと考えています。だから、私はスタッフに対して笑顔で明るく接し、スタッフどうしが声をかけ合い、気にかけ合い、適度にリラックスした状態で仕事ができるように工夫しています。

　そのためには、その日、その時間、スタッフの状態を理解し、一緒に課題について考え、フォローするようにしています。

　ただ、何もかも手伝うのではなく、見守ることも本人の成長を考えれば大事なことと認識しています。

　特に、経験の浅いスタッフについては、足りていないところに目が行きがちですが、まずは「それでいいんだよ」というところを見つ

けて、評価し、患者さんとかかわるなかでの変化を共に感じ、自分の看護について充実感や達成感を感じてもらえるように配慮しています。

　そのうえで、自身の抱える課題に対して自ら意識して取り組み、看護の楽しみを見つけられるように成長を応援していきたいと考えています。

参考文献
1）── 石田秀朗：看護師・職場・求人が変わる！；ナラティブを有効活用する方法，どうき出版，2015.
2）── P.ドラッカー著，上田惇生訳：マネジメント【エッセンシャル版】；基本と原則，ダイヤモンド社，2001.
3）── 石田秀朗：解説人材マネジメント；看護職がイキイキと働ける職場づくり（特集／人材の確保と定着），コミュニティケア，20（：p.10−15，2018.

看護のナラティブを活かして職場の活性化を考えるコア人材の育成 ——日本鋼管病院の事例

　看護師の採用と定着を考えるうえで、「看護を語る（看護師のナラティブ）」という行為を通じて、看護師のキャリア開発やモチベーションアップ、また看護師が語ったナラティブを活用して、職場のコミュニケーションに生かす方法について紹介してきた。さて本章より、人材採用にとどまらず、職場の活性化や人材育成にナラティブを活用している具体的事例を紹介する。

直面した「なぜ離職が減らないのか？」という課題

　日本鋼管病院は神奈川県にある80年以上の歴史をもつ地域密着型の急性期病院で、将来のビジョンは「地域医療を担う急性期医療を中心とした最高の病院」である。看護部長はこのビジョンを達成するためにも、看護職員の確保を看護部最大の責務と認識していた。しかし、直面したのが離職問題であった。慢性的な人材不足に伴う採用経費の高騰、人材不足による看護師の疲弊感ややりがいの喪失など、負の連鎖に陥らないように看護部を経営する必要があった。またそれは、看護の質の低下につながり、病

院の理念である「すべては患者さんのために」を実現するうえで最大の懸念事項にもなっていた。

　「なぜ離職が減らないのか？」を冷静に考えたとき、看護部長は看護師の離職理由が動機づけに起因するものが多いことに気づいた。看護師確保にどれほどエネルギーを注いでも、職場が魅力的でなければ結局同じことの繰り返しとなり離職問題は解決されない。それこそが問題の本質ととらえ、まず今働いている看護師たちが「イキイキ」と働くことが最優先課題と考え、イキイキと働くことができる職場づくりにエネルギーを注ぐ方針を立てた。

ナラティブを活用した看護部活性化の基本戦略

　看護師は新人からベテランまで自身の経験のなかに看護の物語をもっている。それは看護師になりたての頃の甘酸っぱい思い出や多くの経験のなかから生まれた自分ならではの看護観など様々であるという。スマートフォンなどがなかった時代は、休憩時間や仕事帰りに同僚や先輩、後輩の間で日々の看護の物語が自然に語られ、それが共有されて学びや喜びへとつながっていたそうだ。しかし、最近では休憩時間でも会話するよりスマートフォンを操作している看護師のほうが多くなったらしい。

　そこで看護の物語を伝える機会が少なくなった今、ナラティブを人材育成や動機づけのツールとして活用し、この病院で働く価値を見いだす機会にすることにした。ナラティブを活用することで看

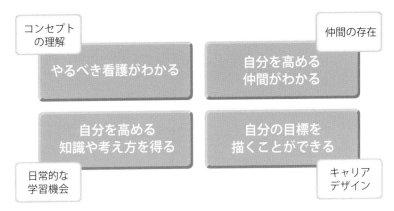

コンセプト
の理解

やるべき看護がわかる

仲間の存在

自分を高める
仲間がわかる

自分を高める
知識や考え方を得る

自分の目標を
描くことができる

日常的な
学習機会

キャリア
デザイン

図1 看護のナラティブが職場づくりに及ぼす効果

護師たちに様々なことを感じてもらい、この病院で働く価値を示したのが**図1**である。そして、以下のような戦略を立てて、具体的に実践していった。

看護部活性化の基本戦略

- ☑ 求める人材の確保をねらいとした合理的な採用活動の実践
- ☑ コアメディアとしての「ナラティブサイト」による看護師のナラティブを使った情報発信
- ☑ 「看護師のナラティブ」を採用活動のみならず、職場の活性化や人材育成に活用

- ☑ ナラティブサイトやパンフレット等の情報発信ツールの有効活用による採用活動
- ☑ 主任を中心とした「日本鋼管病院の看護」を考える将来の「コア人材」の育成

ナラティブサイトのインタビューから生まれた看護部の理念と基本方針

　最初に取り組んだのがナラティブサイトの制作である（p45参照）。日本鋼管病院でも病院のホームページの中に「看護部」のコーナーがすでに設置されていた。そこには必要な情報も掲載されているので、当初は使用中のホームページを残したまま、そことリンクする採用専用ホームページ「ナラティブサイト」を設置することになった。ちなみに現在は、ナラティブサイトを看護部のホームページとして位置づけ、旧ホームページに存在した必要な情報を移行して運用している。

　まず、サイトの立ち上げに際して看護師6名、看護管理者2名、看護補助者1名、クラーク1名にインタビューし、その後、毎月1名のペースでインタビューし、それぞれのナラティブをナラティブサイトに掲載していった。このインタビューには共通点が見出された。一つはインタビューを受けた看護師の感想が、自身の仕事の振り返りをすることで、自らの仕事の意味や価値を再発見すること

ができ、モチベーションが上がったというものである。もう一つは、看護を実践するうえでの喜びややりがいについて、患者さんに「あなたでよかった」と言われた経験をあげたことだ。つまり、「あなたでよかった」と思える看護師から看護を受けた患者さんは安心できる瞬間を感じている。看護部長は、「あなたでよかった」という言葉は看護師を元気にする、看護師になってよかったと感じる魔法の言葉であると気づき、この言葉をかけてもらえるような看護を提供することが日常となる病院を目指すことにした。そして、「あなたでよかった」という言葉を看護部の理念に掲げ、理念と基本方針を改定した。

■看護部理念

私たちはすべての患者さんに、一人ひとりが「あなたでよかった」と思っていただける看護を提供します

■基本方針

1. 患者さん一人ひとりの人生を尊重し、信頼される看護を実践します
2. チーム医療の要となり、安心・安全で質の高い看護を提供します
3. それぞれの強みを生かし、常に責任と成長を意識し、能力の向上に努めます

主任を中心にした「病院の看護」を考える 将来の「コア人材」の育成

　ナラティブサイトの制作と並行して取り組んだのは、看護管理者を対象にした研修会である。ナラティブを人材育成や動機づけのツールとして活用し、この病院で働く価値を見いだす機会にするという共通認識が目的である。具体的には以下のことを実施した。

> **ポイント**
>
> ☑ マネジメントになぜ「私たちが大切にしている看護（理念と行動指針）」が必要なのか
> ☑ 「私たちが大切にしている看護」の実践事例を語り合う（ナラティブの体験）
> ☑ ナラティブを有効活用して職場の活性化と人材採用の成功事例を学ぶ

　もちろん、1回の研修で職場が一気に変わるものではない。この事例では師長とスタッフをつなぐポジションである主任4名が自ら手をあげて、ナラティブを生かす機会をつくり、「私たちの看護を考える」キーマンとして活動を始めた。このチームのミッションは、次のとおりである。

☑ 働くスタッフが「当院だからこそできること」を見つけられる病院にする

☑ 「自分にとって大切な看護とは何か」を考えられる教育・環境の提供をする

① パンフレットの作成

　まず看護部のパンフレット作りに取り組んだ。これは、伝えたい対象（採用ターゲット）に何を伝えるのかを考えることであり、自分たちの看護を再考する機会にもなり、この活動の根幹をなすと考えたからである。タイトルを「誰かに自慢したくなる看護〜『とっておき』を見つける・育てる・目指す」とした。日本鋼管病院では、個々の看護師が大切にしていることや得意なことを「とっておき」と表し、看護師たちの「とっておき」を尊重・大切にし、それらの集合体を生かすことを目指しているため、それらが伝わるように企画を進めた。ここでも、看護師のナラティブを用いて構成することになった。新人看護師、プリセプター、看護管理者、子育て中の看護師など様々なポジションの看護師が登場している。

　これまでのパンフレットは募集要項の意味合いが強かったが、これを機に看護部案内として、採用情報だけでなく、院内のほかの職員にも見てもらい、看護部のスタンスのいっそうの理解を促すツールと位置づけた。つまり、看護師のナラティブを通じて、ほかの職員たちに看護師たちの想いを伝え、それを機にほかの職

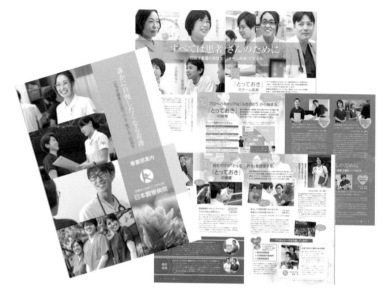

写真1　看護部パンフレット

員の想いも聞き、理解し合うきっかけをつくろうという試みである。実際に、ほかの職員からこれまで知らなかった看護師に対する評価を得ることが増えている。ナラティブを活用したパンフレットの作成は主任たちに大きな達成感を与え、この活動中にも多くのアイデアが生まれた（**写真1**）。

❷ ナラティブ研修会の実施

　次に、4名の主任たちが主導した主任会において「私達が大切にしている看護」を語る研修会を実施した。先に紹介した自らの「とっておき」をキーワードにしてそれぞれが自身の看護を語り合った。主任たちによると、研修終了後も話し足りない看護師が数多

くみられ、「こんな研修会ならまた参加したい」という声があがり、看護師が看護を語ることによって元気になる姿を目の当たりにしたという。ナラティブサイトのインタビュー同様、仕事の振り返りによる自身の看護の意味や価値の再発見によるモチベーションアップが図られたようだ。

この研修会では、発表者のなかから最も印象に残ったナラティブに対して「とっておき大賞」が選ばれ、院長よりペットボトルで作ったトロフィー（主任たちの考案・作成）が授与された。自身の看護を楽しく語ってもらいたいという主任たちの仕掛けの一つであるが、看護師たちのナラティブを通じて院長に看護師たちの想いを知ってもらうこと、それを知り看護師にもっとかかわってもらうことで、この病院で看護を実践する意味を考えてもらいたいというのもねらいの一つであった。

さらに主任たちは、看護部全体で上記のような職場風土をつくっていくために、新たに4名の主任を加え、師長に対しても同様の研修会を実施した。今後、委員会や経験年数、部署などに応じて広げていくことを考えている。ちなみに、この主任たちのプロジェクトは「ナラティ部」として継続されることになった。

❸「とっておき」レポートと書籍の発行

これまで看護部では日々の看護を振り返る課題レポートの作成を実施していた。レポートの当初の目的は自部署のメンバーである看護師たちの看護観や日々の看護を管理者が理解し、それに基づいて適切なマネジメントや人材育成につなげることであった。

しかし、よくあることだが、日々の反省や後悔の報告になってしまい、そもそもの目的から外れたものとなり、看護師のモチベーションアップを図るものではなくなっていた。

この状況を主任たちと共有したところ、課題レポートを「とっておきレポート」と呼称変更して継続させたいというアイデアが出された。つまりレポートを「提出しなければならないしんどい課題」から「楽しく、これからの自分を勇気づける課題」ととらえ直すことがねらいである。一人ひとりが、また各部署が「とっておき」をもつことで「誰かに自慢したくなる看護＝『あなたでよかった』と思ってもらえる看護（理念）」の実践につなげていき、この病院で働く価値を共有するレポートと位置づけた。

そしてレポートの提出がゴールではなく、次の2点に留意して、「看護師たちのとっておき（ナラティブ）」を可能な限り有効活用することにした。さらにナラティブを「知の共有」ととらえ、様々な副次的効果、相乗効果をねらった。

■**すべてのレポートは各部署でプリントして必ず全員で共有する**

1. メンバー同士の学び合い、たたえ合いの機会をつくり、チームワークの向上を図る
2. 看護管理者が看護師の看護を理解する機会をつくり、自身のマネジメントを振り返る
3. 看護の質を上げていく意識向上の機会をつくる

■各部署から看護部全体に知らせたいレポート（ナラティブ）を選出する

1. 看護部全体で優良なナラティブを共有して、看護の水準を上げる仕掛けに活用する
2. ナラティブサイト「ナースのストーリー」のインタビュー対象とする
3. 合同就職説明会、インターンシップ、学校訪問等の機会で活用する
4. 新人看護師等研修で「私たちが大切にする看護」の教育資料として活用する
5. 看護部のスタンスの共有として院内の他職種に対しても活用する

　主任たちによると、「とっておきレポート」は一気に全員のナラティブを集めることができ、かつ共有することができたので、「誰かに自慢したくなる看護=『あなたでよかった』と思ってもらえる看護（理念）」の実践の良いスタートとなったということである。後に、選出された「とっておきレポート」は『看護を語らずにいられない～鋼管ナースの「とっておき」の物語～』として書籍化され、ナラティブサイトで「鋼管ナースのとっておき」というコーナーで紹介されている（**写真2**）。

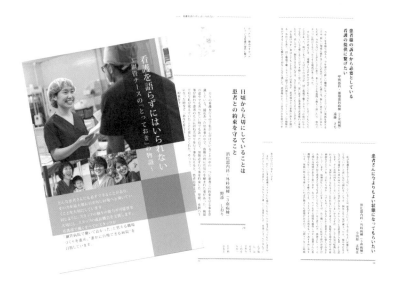

写真2　書籍化された「とっておきレポート」

未来のマネジメント力強化に向けて~

　様々な取り組みをしてきたが、目指す看護を実現するための職場づくりにおいて、ナラティブを活用した「知の共有」の基礎の段階である、というのが看護部長の認識である。採用コストを下げるとともに、本質的には「理念」の共感者、成長意欲の高い人材の採用ができるしくみにしていくことが一つの課題である。もう一つの課題は、ナラティブを活用し看護師採用の機会を得て、経営感覚のある管理者やロールモデル人材の育成につなげることである。つまり図2に示すように、様々な機会を通じて「日本鋼管病

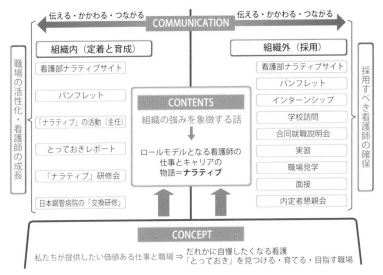

図2　日本鋼管病院看護部のコンテンツをターゲットに伝える方法

院の看護」を伝えることが、採用したい看護師の確保や育てたい看護師の成長を促すことにつながり、ひいてはこの病院で働く価値を実感できる職場をつくることになるという考え方である。様々な機会における「知の共有」の習慣化は、学び合い、たたえ合う職場風土を醸成していくであろう。

参考文献
1)　十枝内綾乃:職員のやりがいを見いだす人材育成;ナラティブを活用した職場の活性化と採用への展開，病院羅針盤，2020.

ナラティブを活用し、看護リフレクションを日常に
——三豊総合病院の事例

　ここでは、香川県にある三豊総合病院を紹介したい。この病院では職場の活性化や人材育成にナラティブを活用しており、その具体的事例を取り上げたい。

看護リフレクションに看護のナラティブを活用

　三豊総合病院は自治体病院として地域完結型医療の中核病院という役割を担っている。この病院の課題は看護の質をさらに上げることで、そのためには看護師の確保はもとより、優秀な看護師の採用、そして、個々で働く看護師たちの充実した看護師生活の実現が不可欠であった。

　地元に看護学校や看護系大学はなく、高校生は卒業するとこの地から離れていく。そんな状況のなかで看護師を確保しなければならず、当病院の採用戦略の基本は「この病院で実践されている看護の魅力」と「この病院で働くことから得られる成長・充実感」を発信することであった。であれば、これらを発信するだけでなく、職場において実践していくことが重要なのは言うまでもなく、それ

が目指す姿である。以下に、2009年より実施してきた看護師による看護のナラティブ、キャリアのナラティブを職場の活性化にも活用してきた軌跡をたどることにする。

➊ 目指す看護を表す言葉「看護はライブ！」

「看護はライブ！　肌で感じて次につなげる」。これは、当病院の目指す看護として看護部長が就任当時より追い求め続けてきたものである。患者さんのおられる空間にいた人たちが目の前の患者さんに応じた看護を創り上げることや、患者さんやご家族と心が通じ合える瞬間を大切にする看護を表現している。

看護は決まった援助をだれにでも同じように行うのではない。その場の状況に応じて様々に対応を変え、患者さんからの反応を即座に感じとり、次の援助を考えることで看護師のやりがいが生まれるという。そうした日常のなかで、常に新しい看護を追い求めるのがこの病院の看護であり、土台となる考え方である。

日々の看護のリフレクションを行うにあたって、言語化し、かたちに残していく取り組みが始まった。

➋ 看護はライブの会

2010年9月、17名の看護師が集まり「看護はライブの会」がスタートした。これは、病院が目指す看護「看護はライブ！」がすでに事例のなかにあるのではないかという発想から始まったものである。「個々の看護師が看護体験を語り合うことで、看護のすばらし

さを再発見しよう」を目的にして、心に残る看護を語り合い、看護の意味づけや互いに学び合う機会として開催してきた。

　日常の看護は二度とない瞬間の連続で、ふだん何気なく行っている看護は、看護師独自の経験でしか得ることができない知識（暗黙知）が詰まっているが、日々の業務に追われて、それぞれの看護の意味するところを共有することができていない状況だった。そこで、どこにでもある何気ない話から、経験したことや考えてきたことを気軽に口に出せる機会の提供として始まった。

　当時の看護体験やそれに対するメンバーからのメッセージがホームページに掲載されているので一例を紹介したい。これは「看護はライブの会」のメンバーが師長を務める病棟での会で、「心に残る看護場面を話してみよう」と提案したところ、ある看護師が語った看護体験である。その後に話し合われた内容についても紹介したい。

■一枚の写真

　A氏は肝臓がんの末期で転院して来られた患者さまだった。初めて日勤で受け持ったとき、A氏は眉間にしわを寄せ険しい表情で会話にもうなずく程度で、付き添いの奥さまも不安そうにされていた。転院して間もないせいか、もともとの性格かは、初めてお会いする私にはわからなかったが、話しかけてもらいたくないオーラが出ているように思った。第一印象は苦手なタイプだった。

しかし、再びＡ氏を受け持つ日が来た。相変わらず話しかけて
もらいたくないオーラが出ていたが、何か会話のきっかけはない
かなとテレビを見てみると、サスペンスドラマの再放送をしてい
た。巡回の最後に「サスペンスドラマが好きなんですか？　私もよ
く観るんですよ」と一声かけて退室した。その後もやはりサスペ
ンスドラマの再放送を観ていることが多かったので、「サスペン
スドラマが好きなんですね。私は夫婦でよく観るんです。Ａさん
は？」と聞いてみた。すると「うちも夫婦でよく観るんですよ」と
Ａ氏。

Ａ氏の奥さまは「私がつい寝てしまうと、お父さんが後から犯人
を教えてくれるんです」とおっしゃり、出演者の話を３人で笑い
ながら話すことができた。その後も午後からの訪室は、サスペン
スドラマの話で盛り上がることが多かった。

そんなある日、Ａ氏の奥さまから「一緒に写真を撮ってもらえま
せんか？」と声をかけられた。最初はとまどったが、奥さまから「転
院してここで最期を迎えると思うと、主人になんと声をかけたら
いいのかわからなかったときに、看護師さんに何気なく話しかけ
てもらったことで私も主人も笑うことができたんです。主人の笑
顔は久しぶりに見ました。写真に残したいんです」という言葉を
いただいた。その後病室で、Ａ氏を囲んで奥さまと私で笑顔の
写真を撮影した。

Ａ氏と奥さまにとって最後の写真になるかもしれないのに私が写っていてよいのだろうかと思ったが、写真を見てＡ氏も奥さまも満足した様子だった。その後Ａ氏は、奥さまの献身的な介護の末、永眠された。後日挨拶に来られた奥さまから「家のテレビの上に、看護師さんと撮った写真を飾っています。見るとお父さんを思い出すけれど勇気も出ます」という言葉をいただいた。

当時、重い病室の空気が少しでも和やかにならないかと考え、身近なテレビドラマを話の糸口にしてみた。Ａ氏の奥さまは、毎日病室でＡ氏との話の糸口を探していた。Ａ氏の笑顔を引き出すことができたことで、奥さまの笑顔も戻ったように思う。

病室に行くと患者さまの状態を観察することに気をとられ、患者さまがリラックスできる雰囲気づくりや治療環境、療養環境まで気が回らないことがある。雑談していると仕事をさぼっているような罪悪感をもつこともある。しかし患者さまをリラックスさせるのは、合間の雑談や、話をしやすい雰囲気づくりだということを実感できた。奥さまにとってＡ氏との笑顔の写真は大切な宝物になった。お二人の大切な時間を一緒に過ごさせていただき、Ａ氏との写真は私にとっても宝物である。

この看護師は、病状だけでなく患者さんを「人」としてみている。奥さま、A氏の二人にとって、病気のことだけでなく、(自分を人としてみてくれた)この人だからという思いから「一緒に写真を撮ってもらえませんか?」と言われたのではないか。サスペンスドラマの話も自然で、看護師が聞いているような感じはせず、普通に会話をしていたため身近に感じたのではないか。看護師が声かけを行ったことは、夫にどう接したらよいかわからなかった奥さまにとってうれしいことだったのではないか。家族ケアにもつながっている。看護師は話しかけにくい患者さんに対して、サスペンスドラマについて繰り返し声かけを行っている。これはベテラン看護師がもつ暗黙知のなせる技で、「このままでは、長年連れ添った夫婦が、夫の最期を良いかたちで迎えることができなくなってしまうのではないか」と考え、繰り返し声かけする判断になったのではないか(本人も気づかないうちに行動している)。

看護に正解はなく、間違いもない。自分が感じたこと、考えたことが看護の良さではないだろうか。

このように、日常的にある看護を題材にして、語り、共有し、聞いている者がそれについての感想や学んだこと、提案などを気軽に話せる風土づくりが始まった。

❹ ナースのストーリー

　これは、採用活動をするうえで最も重要な情報として本書が提案している「看護師のナラティブ」である。三豊総合病院でも、看護師のキャリアに関するナラティブを採用戦略における情報提供の基本戦略に据えている。この病院では、看護師がインタビューを受け、それに答えていくかたちで自らのキャリアを振り返り、また、今後について話していくという方法をとっている。

　後日談であるが、インタビューを受けた後の看護師たちの話から、看護部長は様々なことに気づいたという。1つ目は、インタビューそのものが看護師のリフレクションとなり、看護に向き合う機会になっていること。2つ目は、今後のチャレンジについて聞かれることで、ぼんやりと考えていたことが明確になるケースがあり、モチベーションを高めていること。3つ目は、ホームページに掲載された情報を家族が見ることで、家族の理解や称賛を得る機会となっていること。4つ目は、インタビューを受けた看護師の考えを上司や同僚が知る機会となり、また、ホームページに掲載された情報がほかの看護師にとっても学びの機会になるということ。つまり、ホームページに掲載された情報は採用活動のみならず、看護師のナラティブを共有する機会となり、看護の姿勢や意識を醸成する機会となっていたのである。

　看護部長はインタビューの際には同席し、インタビューの途中でも称賛の言葉をかけたり、深堀りするような質問をしたり、チャレンジしようとしていることに対して背中を押すような勇気づけをしている。インタビュー開始時は緊張で不安そうにしている看護師

が、インタビューが終わる頃にはイキイキとした表情になっているのを私は何度も見てきた。

⑤ 看護のナラティブを書籍化

　三豊総合病院では「看護はライブ！」という考え方を広げると同時に、看護から喜びを得られる看護部でありたいと考え、また病院の看護を表すためこれまでに3冊の書籍を出版してきた。その目的は、看護学生に病院の臨床現場を知ってもらうこと、そこで働く看護師たちがどんな想いで、どんな創意工夫をして看護を行っているのかを知ってもらうこと、病院のスタンスに共感し、ここで働きたいという仲間を募ることである。さらに、これらを院内の看護師をはじめとする職員が共有することで、看護部の考え方や看護師の想い・情熱を知ってもらい、看護師への理解を促したり、他職種とのこれまで以上の連携につなげたいというねらいがある。

■1冊目は、看護師が大切だと思うことを綴る
　心に残る患者さんとの場面を表した。何年たっても心に残っている出来事は、今も大切にしていることだったり、こだわっていることだからというのがこの書籍の趣旨である（**写真1**）。

■2冊目は、つながる看護を表す
　急性期病院の看護師がかかわっているのは、患者さんにとってはほんの一時期であるため、病院では現在の患者さんの問題点に注目しがちである。しかし、患者さんには入院前の生活があり、

入院時の援助が退院後の生活へとつながっていくという現実がある。その人の過去・現在・未来のすべてを支えるのが看護の役割であるという認識をもって介入し、患者の生活を支えた「つながる看護」の体験を個々の看護師が表した（**写真2**）。

■3冊目は、理念とクレドにかなう看護を目指している様子を紹介した

『3つの豊かな看護の実践』というタイトルで、2017年から始めた部署のナラティブである「看護の質発表」（詳細は後述）で発表されたものを紹介している。また、看護管理者の「職場づくり」に関するインタビュー記事、看護師のキャリアに関するインタビュー記事を掲載した。これらは2016年に新しく定めた「理念とクレド」にかなう看護を目指して、自分たちの看護とは何か、実現のために職場はどうあるべきか、また、そのなかで看護師はどのように働き、成長しているのかを紹介した（**写真3**）。

❻ クレドトークによるリフレクションの日常化

■理念とクレド

冒頭でも紹介したが、三豊総合病院は自治体病院として地域完結型医療の中核病院という役割を担っている。もう少し具体的にいうと、観音寺市・三豊市の自治体病院として、また国民健康保険診療施設として、保健・医療・福祉の包括医療・ケアシステムの展開と推進を基本理念としている。そして高齢者が住みなれた地域や家庭で安心して暮らし続けることができるよう医療・介護・予防・住まい・生活支援などのサービスを切れ目なく提供していくこと

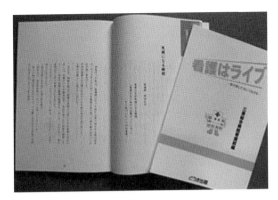

写真1　心に残る患者さんとの場面を綴った1冊目

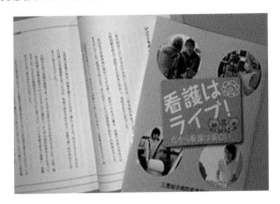

写真2　つながる看護を表した2冊目

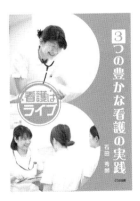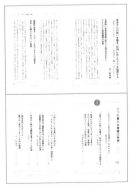

写真3　理念とクレドにかなう看護を紹介した3冊目

三豊総合病院の看護は

身体(からだ・こころ)の状態を 「**看る力**」 … 生きること

相手を思いやる 「**心**」 … 人間らしく生きること

地域での暮らしを支える 「**連携**」 … その人らしく生きること

が豊かです。

チーム医療のなかでの看護師の役割は、身体の状態を看ながら暮らしを支えることです。

看護部のクレド(行動指針)

1. 相手の存在を認めた行動をします。
2. 相手の「反応」をよく見ます。
3. 相手に分かるように伝えます。
4. 組織の一員として責任のある行動をします。
5. 自分と周囲の人々の健康を大切にします。
6. 専門職として、知識と技術、倫理性を追求します。

平成 28年 4月作成

図1　看護部の理念とクレド

がミッションである。

　そのなかにあって、自分たちが提供する看護とは何かを再考する必要が出てきた。そこで、2015年から各部署の管理者たちに理念とクレド(行動指針)を新たに作成することを告げ、それぞれに自分たちの看護、自分たちが看護を行ううえで大切にしていること、実践していきたいことなどを考えてもらうことにした。そうして、理念とクレドができた(**図1**)。

■クレドトーク

　理念とクレドは、「看護はライブ！　肌で感じて次につなげる」という軸となるメッセージに具体的な考え方と行動を示すものとなった。とは言うものの「それはどんな看護なのか?」、看護師たちが実感するまでには時間がかかる。しかし、これまで実施してきた看護のリフレクションのなかにヒントがあり、体現しているケースがたくさんあることはわかっていた。

　そこで、日常の看護のリフレクションをするなかで、「理念やクレドにかなっているところはどんなところだろうか」という視点で、

自らの看護を語る機会を部署ごとに実施した。これがクレドトークである。もちろん、初めはすべての部署が積極的に実施していたわけではない。管理者もどのように進めていけばよいのか、とまどいもあったであろう。

　クレドトークがどのような成果に結びついているのかを測る方法として、クレドサーベイを実施している。これは「よりよい看護を目指している」「患者中心の看護を実践している」「看護の価値観を共有している」といった項目について「そう思う」「ややそう思う」など4つの指標で看護師たちが評価するものである。クレドトークを実施している部署ほど、クレドサーベイの評価は高い。看護師や看護管理者のインタビューのなかでも、理念やクレドを意識したコメントは増えてきている。また、リフレクションにおいても、最初は自分の看護のなかに理念やクレドにかなうものを認識して「あー、こんな感じなのか」と理解していたが、最近では、たとえば「看る力」をもっと意識しようとか、「相手の『反応』をよく見ます」をこんなふうにしていこうとか、意図した介入を意識する看護師が増えたように思われる。このクレドトークをさらに進化させた地域救命救急センターの事例を、看護師のコメントと写真で紹介しよう。

地域救命救急センターの事例

　当院看護部には理念とクレドがあります。私たちの職場では、クレドトークと言って、理念やクレドにかなう看護についてみんな

に話す機会を設けていますが、それとは別に交換日記のようなクレドトークノート（**写真4**）というものがあります。このノートに、難しく考えることなく、まるでTwitterに書き込むように、自分が実践した看護の話題、それに対する考え、意見、感想のようなものを自由に気軽に書き込むという職場風土があります。ベテランであれ、若手であれ、看護には正解がありませんから、みんなで自分たちの看護を共有し、互いに学び合いながら、向上していくことを目的にしています。職場風土のなかで「救命のために行うべきことを第一に考え、そのうえで患者・家族の想いを聞き対応していくこと」を大切にすることは根づいてきていると思います。これまでの医療では看護師も、医師の治療に対する考えを優先していた時代だったと思います。しかし、私たちが理念やクレドに基づき自分たちの看護を日常的に考えるようになり、患者理解とニーズを前提

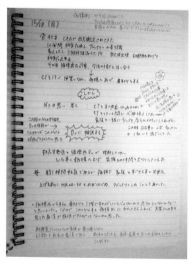

写真4　クレドトークノート

に、医師に対して看護の視点を踏まえて患者や家族の代弁をすることで、適切な連携がとれるようになってきました。

▍部署のナラティブ「看護の質発表」
▍～部署が大切にしている看護とは何か～

　看護のナラティブを用いた採用活動のみならず、職場の活性化や人材育成につながるような活動を紹介してきた。最後に紹介するのは、部署のナラティブである。これも理念やクレドにかなう看護を部署として考えてみるという発想であったが、そもそも理念やクレドは各部署の管理者たちから集めた考えや行動様式に基づいて作成されている。そのため理念とクレドに縛られずに、自部署が大切にしている看護をメンバーで共有し、それを最も表す看護の実践事例は何かをメンバーで考える機会として「看護の質発表」を実施している。

　毎年、各部署では数名がこの発表を担当し、自部署が大切にしていることを表す看護実践事例を選択して発表するという流れである。発表会の約2か月前に、選ばれたメンバーに対して1時間程度の研修会を実施している。その際に「看護の質発表」が看護師たちにどんな意味があるのかを、以下のように説明している。

> 　看護の質発表は、各職場が大切にしていることを最も象徴する看護実践事例を発表することである。その内容は他部署のスタッフたちにとって学習機会となり、また、個々の看護師に

とっては将来この病院でチャレンジしたい看護を知る機会となる。また、看護の質発表までのプロセスは、チームが目指す看護の共有とチームワークのあり方を再確認する機会となる。看護の質発表による「知の共有」は病院の看護力向上を支える要素であり、高齢者やがん患者が住み慣れた地域や家庭で安心して暮らし続けるために必要な「質の高い看護」の実現につながる。

そして、メンバーたちは看護部長が作成したワークシートを生かして発表の準備を始める。ワークシートの構成・項目は**図2**のとおりである。

では、2020年に発表された事例を文章と発表スライドで紹介しよう。

腹膜透析患者と家族への退院支援の関わり ～自宅療養困難と思われていた患者・家族 への多職種連携で行った退院支援事例～

中4病棟は、2019年度に、2つの病棟が合併してできた消化器・腎臓・代謝科の混合内科病棟です。入院の6～7割が緊急入院で、内視鏡治療や処置を行います。そのような患者のケアを行いながら、糖尿病教育入院や透析導入入院患者に対しては、退院後の生活を踏まえた患者指導を行っています。

今回紹介するのは、PDラストを選択し自宅退院を強く希望された患者と家族にチームで介入した事例です。PDラストとは、透析

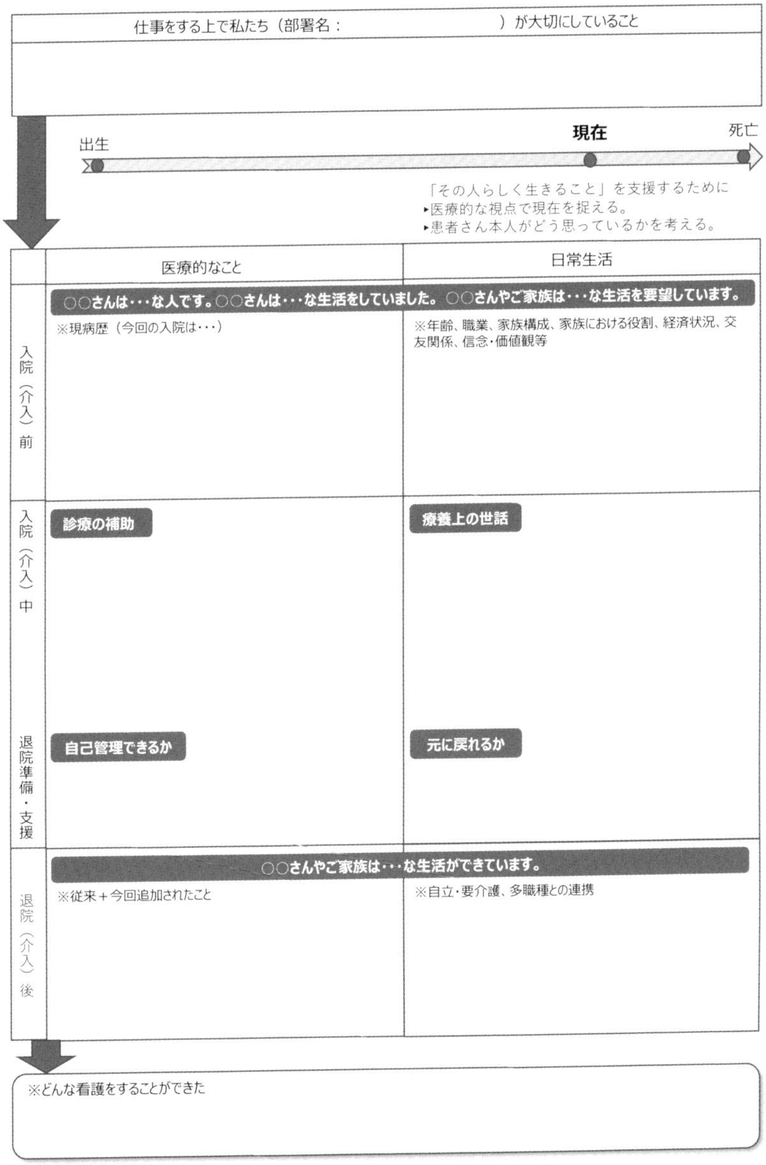

仕事をする上で私たち（部署名：　　　　　　　　）が大切にしていること

出生　　　　　　　　　　　　　　　　　　　　　　　　　**現在**　　　　　死亡

「その人らしく生きること」を支援するために
▶医療的な視点で現在を捉える。
▶患者さん本人がどう思っているかを考える。

	医療的なこと	日常生活
入院（介入）前	**○○さんは・・・な人です。○○さんは・・・な生活をしていました。○○さんやご家族は・・・な生活を要望しています。** ※現病歴（今回の入院は・・・）	※年齢、職業、家族構成、家族における役割、経済状況、交友関係、信念・価値観等
入院（介入）中	**診療の補助**	**療養上の世話**
退院準備・支援	**自己管理できるか**	**元に戻れるか**
退院（介入）後	**○○さんやご家族は・・・な生活ができています。** ※従来＋今回追加されたこと	※自立・要介護、多職種との連携

※どんな看護をすることができた

図2　看護の質発表ワークシート

医療の終末期の一つの手段として身体的負担の少ない腹膜透析を選択することです。この患者は血液透析も完全な腹膜透析もできない状態でしたが、状態が悪化するなかで、患者と家族が選択したのが、このPDラストでした。

❶ 患者がシャント穿刺を拒否、PDラストとして腹膜透析療法について患者と妻に説明

　患者のAさんは77歳の男性で、妻と次女の家族3人暮らし。要介護2で、デイサービスのみを利用していました。既往歴は心不全、慢性腎不全、糖尿病、脳梗塞、ASO（閉塞性動脈硬化症）等があり、心不全による入退院を繰り返していました。しかし、利尿薬での体液コントロールが限界の状態だったため、2018年2月に内シャントを造設し、2019年4月に溢水のためECUM（体外式限外濾過療法）を実施しました。しかし、毎回血圧が低下し、十分な除水ができませんでした。また、本人も痛みからシャント穿刺を拒否しました。これ以上血液透析を行うことは困難だったので、透析療養指導看護師がPDラストとして腹膜透析療法について患者と妻に説明しました。妻は協力的で、次女も手伝ってくれるということになりました。そしてPD導入を選択され、2019年5月にPDカテーテル挿入術を行い、同月にPD導入となりました。

　自宅療養をするうえで妻がキーパーソンでした。なぜなら、次女は同居で協力するという気持ちはありましたが、実際は手技を習得されませんでした。また、近くに住む三男はIC（インフォームドコンセント）には来られましたが、仕事が多忙な様子で介護協

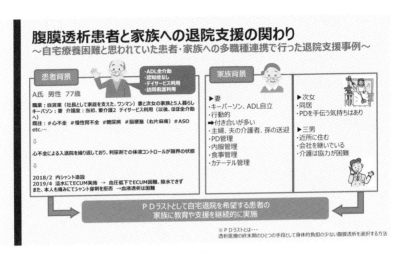

スライド1　腹膜透析患者と家族への退院支援の関わり

力はされませんでした。患者が退院するには、妻がPDを覚えることが必要不可欠でした（**スライド1**）。

❷ 手技を覚える大切さを何度も何度も説明し、多職種と連携、訪問看護を取り入れ退院

　しかし、妻は手技がなかなか覚えられませんでした。また、妻自身の体調が悪くなったり、付き合いが忙しいといった事情もあり、練習に来ていただくのが難しいという状況が続きました。そうは言うものの、このままでは感染のリスクが高いうえに、退院することは困難になります。そこで、2つのことを実施しました。

　1つ目は、一般的にPDでは1日4回のバッグ交換をしますが、PDラストとしての導入なので、妻の負担とならないよう1日2回に減らす提案をしました。しかし「やります」と言いながらも、実際

はなかなかPDが実施できない妻。退院するにはおむつ交換やPDの手技を完全に覚えていただくという2つ目の課題に対しては、次女と三男に実際はできていない現状をみてもらい、医師とともに妻にICを行い、手技を覚えることの大切さを何度も何度も説明、かなりの回数の見守りを実施しました。そして、多職種と連携をとり訪問看護を新たに取り入れ、病棟においても入退院前確認シートを活用してカンファレンスを繰り返しました。その後いったんは退院し、自宅へ帰ることができました。自宅でたくさんのお孫さんと過ごすことができたようです（**スライド2、3**）。

❸ 退院支援が困難な患者でも、全員で考え、予測し、自宅に帰るという願いを援助したい

その後Aさんは、PDカテーテルの管理を継続することができず、感染のため再入院、病院で最期を迎えることになりました。短い期間でも住み慣れた自宅で家族と過ごす時間がもてたことはよかったのかもしれません。しかし、なかなかPDの手技を覚えられない妻にとっては、それが身体的・精神的負担となったうえに、最後はPDでの除水も困難となったため、本当にPDラストとして導入してもよかったのかどうか考えさせられる事例でした。

透析療法を選択する際は、最初の関わりがとても大切だと痛感しました。私たちは、血液透析か、腹膜透析か、腎移植かなどの療法選択を説明するときに、スライドのような冊子を使っています。またACP（アドバンス・ケア・プランニング）として、患者を理解するためのシートを用いています。生活環境や習慣、好み、想

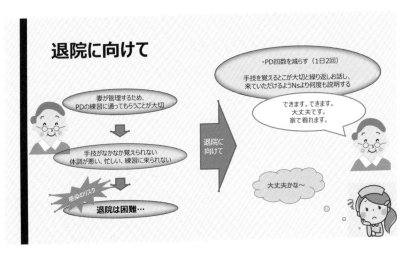

スライド2　退院に向けて

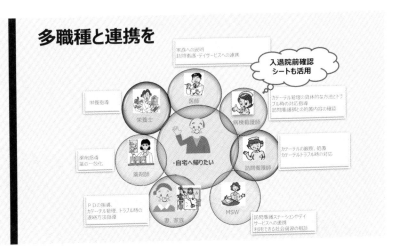

スライド3　多職種と連携を

いを医療者間で共有し、病気や治療法に関しても十分理解したうえで、納得した最善の療法を選んでいただく「シェアード・ディシジョン・メイキング」が実践できるように、透析導入前の患者には関

わりたいと考えています。A氏との関わりをとおして、保存期とよばれる透析導入前の患者との関わりや、導入してから退院支援が困難と思われる患者でも、病棟スタッフみんなで考え、予測し、自宅に帰るという願いをあきらめることなく援助することは大切だと思いました（**スライド4**）。

私たちの病棟は、看護を実践するうえで「患者・家族の想いを聴く、安全に、確実に、スムーズに」を大切にしています。また、急性期の患者だけでなく終末期に向かう患者もいますので、それぞれに適した看護を常に意識し、実践を心がけています。

実際には、緊急入院も多く、常に忙しくしていますが、看護は一人で抱えてしまうと難しいこともたくさんあります。ですから、すべてのスタッフが自由に意見を言える職場、情報をしっかり共有して、全体を見て看護ができるような職場を目指しています。幸いにも、ベテランが若いスタッフの背中を押し、支えてくれるので、若

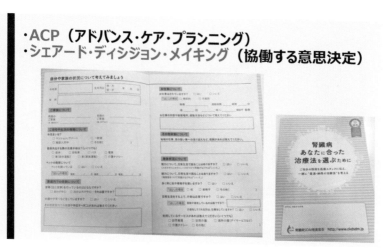

スライド4

いスタッフからも良い意見が聞ける職場風土です。中4病棟は腎臓、膵臓など様々な内科疾患をもつ患者を看護するため、多忙で、豊富な知識を必要としますが、短い時間であっても、患者にとって大事な時期の関わりのチャンスは逃さないようにしたいと思います。

　さて、三豊総合病院の職場の活性化や人材育成にナラティブを活用している具体的事例を紹介してきたが、ほかにも教育のしくみや地域住民への活動をはじめとして、この地域に暮らす人たちのために看護の質を高めていく様々な活動を実施している。

　看護の質の礎は何といっても看護師の質である。この病院で看護師として働くことができてよかったと看護師たちが実感するための成長支援は、紹介したものだけでなく、細部にわたって創意工夫がされている。私は、看護部長が長年にわたりスタッフに向けて月に2回発行している「看護部長のひとこと」も部長のナラティブだと思っているが、そうした語り合う風土がいつの間にかできあがっていったのではないかと思う。

　先日、看護部長、副部長とお話ししていたとき、「この病院で働き続けたいか／この病院での働き方に満足しているか」という調査の結果が話題に上った。数年前は「そう思う・ややそう思う」の割合が40％程度だったこともあったそうだが、昨今その割合が上昇傾向にあり、ついに85％に達したというのだ。うれしい気持ちのままこの章を締めたい。

参考文献
1）——三豊総合病院看護部サイト
http://mitoyo-ns.com/（制作：テキックス株式会社）

地域貢献と看護を語る機会の創出
——ななーる訪問看護ステーションの事例

　看護師のナラティブを活かして職場の活性化や人材育成を図る事例として、弊社の訪問看護事業「ななーる訪問看護ステーション」の事例を紹介したい。

開設時の課題

　私が経営するテキックス株式会社は、病院の看護部組織を活性化することで採用コストを下げ、採用したい看護師を採用できる職場づくりを支援するコンサルティング会社である。2016年4月、クライアントの病院の看護部長の薦めもあり、訪問看護事業を始めることになり、大阪府箕面市にななーる訪問看護ステーション（以下、当ステーション）を新規開設した。開設時は指定基準の看護師2.5人体制をぎりぎり満たす状態であったが、利用者増に伴い看護師を徐々に増やしながら、2017年には大阪府豊中市に、2018年には大阪府吹田市に、2019年には大阪府池田市にサテライトを開設した。

　当ステーションは、「『生きる』を『活きる』に導く看護」を理念と

して、看護師が自宅に訪問して医療の視点で生命を守り、その生命を活かすことを使命として様々な看護を提供している。

　看護師は医療処置や病状の観察だけではなく、心身の健康が保持・増進できるよう身の回りの環境に働きかける役割も担うが、介護事業者の方々に看護本来の意味を理解してもらうことの困難さを感じていた。また、開設当時はゼロからの出発であり、われわれが目指す看護や当社のスタンスを、ケアマネージャーをはじめとする介護関係者や地域住民に伝えることにも苦労していた。そこでまず取り組んだのが、理念とクレドの作成、そして社会貢献である。これらをとおして地域の人たち、また求職者である看護師たちに私たちの想いを伝えることからスタートした。

理念とクレドを作成

　当ステーションが目指すのは「『生きる』を『活きる』に導く看護」。これは、サポートが必要な方々に、ただ命を長らえ生きるための支援をするのではなく、生きる意味を共に考え、心を支え、気持ちに活力を与える支援をすることを意味している。そのため当ステーションでは、身体の状態を判断する力とともに、相手の様子を肌で感じる能力（感受性）を育てる看護師教育に力を入れている。この土台となる考えを体現するために、どのような行動をすべきかを看護師たちと考えた。それが以下の7つのクレド（行動指針）である。

1．正直で誠実に

どんな時も正直に、誰に対しても誠実に向き合います。

2．対等な目線で

人として、対等な目線を大切にしながら看護をします。

3．想像し創造する

知識と経験に基づく想像力で、適切な看護を創造します。

4．共に活きる

想いを共有し、笑顔と生命力が惹き出せるよう努めます。

5．チャレンジする勇気

失敗を恐れることなく、絶えず新しい試みに挑戦します。

6．発想の転換

出来ないことは、どうしたら出来るかを常に考えます。

7．意思決定のサポート

詳しい情報を提供し、より良い選択をサポートします。

　まず、当ステーションの名称である「ななーる」の意味から説明しよう。実は、私は訪問看護事業を立ち上げるにあたり、初詣で訪れた神社で成功を祈願し、30年ぶりにおみくじを引いた。訪れた3つの神社で引いたおみくじのすべてに「7」という数字が出たので、幸運の数字といわれる「7」をステーションの名前に入れることにした。また、利用者さんやご家族、地域の人たちと、私たちと一緒に働くスタッフたちとが幸福感でつながりたいという想いから、「つながり＝Relation」の「R」を合わせて「7×R→ななーる」と名づけた。そして、地域の皆さんと強い関係（Relation）を結びたいという想いから7つのクレドを考え、それを胸に良い仕事を

していくことを誓った。

当社の看護を伝える社会貢献

① 街角での無料健康相談

　最初に、街角での無料健康相談から始めた。郵便局、ショッピングセンターのイベントスペースなどで、看護師が健康にまつわる相談に応じる機会を定期的に設けた。当ステーションの認知度を上げたいという想いもあったが、それ以上に看護師が地域住民と直接触れ合えるチャンスであり、かつ高齢者のニーズを知る絶好の機会になった。また定期的に開催することで地域のケアマネージャーが関心をもち、様子を見に来てくれるようになった。さらに応援してくれる常連客のような住民ができたことも成果であった（図

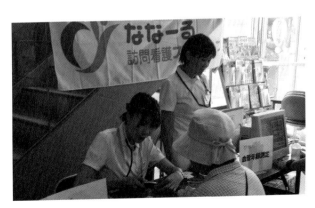

図1　街角での健康相談

1）。

　しかし、住民と1対1でかかわる健康相談は思ったより労力がかかり、看護師の負担感も出始めたため、費用対効果についても再考し、一度に多くの住民と触れ合えるイベントへの変更を検討することにした。

❷ 住民の健康課題につなげた無料コンサート

　看護の役割は心身の健康が保持・増進できるよう支援することである。気持ちの落ち込みが体の不調につながることを実感している人はたくさんいるだろう。気持ちを高揚させることで体の健康へとつなげる手段として、訪問看護では「音楽」を用いることがある。そこで、地域住民のために無料でコンサートを開催し、当社の看護を知ってもらうことにした（図2）。

　コンサートは、高齢者の青春時代や就業時代を想定して、昭和20〜40年代の懐かしの歌謡曲を中心に、参加型でワクワクできる仕掛けをした。

　超高齢社会における大きな課題に認知症問題があるが、認知症の予防や進行を遅らせる手段の一つに「回想法」がある。看護師たちができる認知症問題へのアプローチとして、コンサートではこの回想法を取り入れている。昭和30〜40年代のニュース映画を流し、大阪駅周辺をはじめとする懐かしい映像やその頃テレビで流れていたコマーシャルなどを観て心を躍らせたり、共に歌って気持ちを発散したり、ペンライトを使って歌い手と場内の一体感を演出したりと趣向を凝らしている。また、演奏は関西で活動す

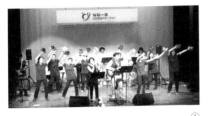
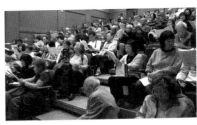

①

②

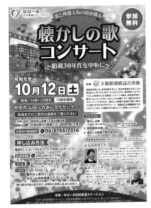

(参考)

図2　無料コンサート

る大阪昭和歌謡音楽隊と契約。多くの来場者の「元気になった！」という感想から、看護師たちはコンサートそのものも看護であるととらえている。

❸ 高齢者が集える場の創造
──「哲学カフェ」と「昭和酒場」

そのほか、高齢者の孤立を防ぐ互助のしくみづくりや高齢者の自律促進を目指して、大阪大学の教員らと共に「哲学カフェ」を毎月開催している。産学が連携して高齢者が気軽に集える場を提供

しており、哲学カフェもその一環である。一般に、コミュニティへの参加が苦手といわれる男性が多く参加しているのが特徴である（図3）。また、高齢者ボランティアと当ステーションが共催する高齢者の飲み会「昭和酒場」は、お酒を飲みながら高齢者が関係性を強化し、共助となっている（図4）。

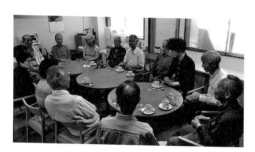
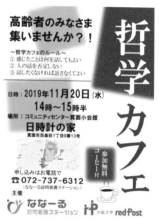

図3　哲学カフェ

(参考)

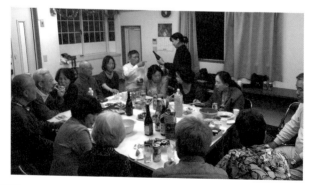

図4　昭和酒場

地域の高齢者が集える場の創造に積極的に協力する社会貢献は、ステーションで働くスタッフに理念やスタンスが自然に根づいていく効果や社員教育にもつながっている。またステーション設立2年目あたりから、これらの活動、活動の背景にある理念やスタンスに共感する看護師たちの応募が増えてきた。

看護師が看護を語る機会の創出

　さてここまでは、当ステーションが開設時に認知度向上、利用者確保のために始めた施策とその背景にある理念とクレドの実践について紹介してきた。前項の最後に触れたが、これらの活動は、採用活動に少なからず影響を及ぼした。

　一つは、応募者数の増加である。設立3年目から年間7名前後の看護師を採用してきたが、年間の応募者数は常に30名前後に及ぶ。コストを下げるため人材紹介会社を介さず、直接門を叩いてくれた人を優先し採用している。もう一つは、応募動機が明らかに変化していることである。なかでも、私たちの考えに共感してくれる人、自分で考え、自らいろいろなことにチャレンジしていきたい人、向学心のある人の応募が増えている。

　私たちはもともと病院の採用コンサルティングをしてきたため、採用に関するホームページは、応募してもらいたい看護師にとってあたかも教材のように学びを提供するものだという認識がある。そのためホームページに当ステーションの考え、看護師たちの考え、

実際の活動をそのつど掲載し、常に更新している。このことは採用活動のみならず、看護師たちのモチベーションアップにもつながっている。

そこで本項では、ホームページを含め看護師が看護を語る機会の創出例と経営側の意図を紹介していきたい。

❶ ホームページで全看護師の看護観を紹介

当ステーションのホームページの主な対象は、利用者さんとそのご家族、地域で暮らす人々、病院・クリニックや介護支援者をはじめとする連携先である。当ステーションの考えやスタンスをはじめとして、どういう人たちを対象にしているのか、具体的にどんなサービスを提供しているのか、どのような手順でかかわるのかといった情報を掲載している。

また、ホームページ内に「なな―るの看護」というコーナーがあり、所属するすべての看護師の看護観が紹介されている（図5）。短いメッセージではあるが、ステーションの看護はすべての看護師の集積によって成り立っており、看護師の看護こそが利用者さん

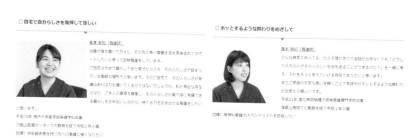

図5　ホームページに掲載されている看護師のナラティブ（看護観と目指す看護）

とそのご家族に安心を提供する根本だと考えているからである。また、一人ひとりの看護師が自身の看護観を公開することで、プロフェッショナルとしての自覚をもってもらうというねらいもある。

　ホームページでは、そのほかにも読んで役に立つ情報を掲載している。たとえば「活きるシニア」というアクティブシニアの情報サイトを設置しており、「活躍するシニア」「昭和の写真館」「エッセイ『自宅で死ぬということ』」「予防しよう・認知症」といったコーナーを設けてシニア層に役立つ情報を提供している。

❷ パンフレットでも全看護師を紹介

　当ステーションでは、年に一度、8ページのパンフレットを制作している。配布先は、利用者さんとご家族、地域の連携先が中心である。もちろん、面接に訪れた求職者にも提供している。パンフレットはいわゆる観音開きで、開き切った4ページにすべての看護師が登場する仕掛けになっている（図6）。

　当ステーションは地域において後発のステーションであるため、

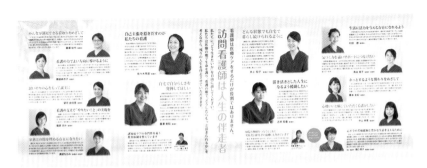

図6　観音見開きで看護師を紹介するパンフレット

医療機関や介護支援者の認知度が低いという課題があった。そこで、周辺のステーションが配布していないようなツールの制作を検討した。調べてみると、A4サイズのチラシや三つ折りのリーフレットが多く、内容はステーション名・場所・連絡先・サービス概要といったインフォメーションがほとんどで、訪問看護をする人たちの情報が一切なかった。そこで当ステーションに所属するすべての訪問看護師の看護観を掲載、上質紙を使った8ページのパンフレットを制作した。医療機関や介護支援者は驚いた様子だったが、どんな看護観をもった看護師が訪問するのかが一目瞭然だったため、とても好評であった。

　また、訪問した看護師が利用者さんから「前回はこの人が来てくれて、こんなふうに親切にしてくれた」等の感想を聞くこともあるという。訪問した看護師から「○○さんが、こんなふうに喜んでおられましたよ」と話が伝わることで、前回訪問した看護師のモチベーションアップにもつながっている。

　さらに、パンフレットを見た子どもたちから「お母さん、カッコいい」と言われ、うれしかったと話す看護師も多い。このようにパンフレットは、家族が看護師という仕事への理解を促すツールにもなっている。

❸ 採用専用サイトで看護師のナラティブを動画で紹介

　当ステーションのホームページにある「看護師募集」というボタンをクリックすると、「看護師採用サイト」が現れる。サイトのヘッダー（**図7**）には、採用コンセプトがわかるキャッチフレーズ「看

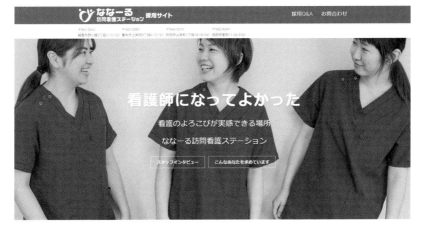

図7　看護師採用サイトのヘッダー

護師になってよかった〜看護の喜びが実感できる場所」を掲げて
いる。

　これまで私は、看護師採用のコンサルティングをするなかで、
医療業界における看護師の離職について高い関心をもっていた。
なぜ、看護師は離職するのかという問題を追究するなかで、看護
の喜びや上司からの承認、周囲の支えや励まし、職場での良好な
人間関係の欠如が原因であることがわかり、マネジメントの問題
であると認識していた。ほかの職場を経験している既卒の看護師
たちの離職理由を鑑みて、看護師たちが看護の喜びを実感できる
ような職場づくりを経営の基盤にしたいと考え、このようなキャッ
チフレーズにした。

　そこで、看護師たちに以下のテーマでビデオカメラの前で語って
もらい、3分前後の動画を作成した。その際、語る内容について
は一切指示を出さず、自分が思ったことを思ったとおりに話しても

らった。

1. 訪問看護を始めようと思ったきっかけについて
2. 訪問看護の魅力について
3. ななーる訪問看護ステーションについて
4. 今後の目標について

　これらについて語るには、事前に何を話すか考える時間が必要になるため、看護師にとってリフレクションの機会となり、今後の自分にとってモチベーションを上げる機会となっている。また昨今は、Google検索だけでなくYouTube検索をしている人たちも多く、たとえば、「訪問看護」を調べているうちに当ステーションの動画にたどり着き、そこからステーションに所属する看護師のナラティブ動画を見て、応募してくる人も増えた。つまり「どんな看護をするのか」という視点に加え、「どんな看護師と一緒に働くのか」という視点を提供することで、応募者は事前に情報を得ることができる。また入職前・入職後も動画のメッセージを媒介にして、コミュニケーションにおける壁を低くしているようである。看護師にとっては自分のスタンスへの共感はモチベーションの源泉となり、入職した看護師にとっても話しかけやすい環境がつくられている。

❹ 雑誌への掲載

　当ステーションの様々な取り組みが注目され、設立5年で出版社からの執筆依頼がすでに10件を超えている。ホームページの右側「メディア掲載」というコーナーで掲載された雑誌や書籍の紹

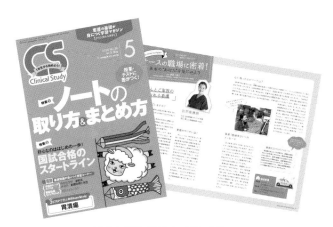

図8　所属の看護師が取り上げられた記事（『Clinical Study』）

介をしている。

　そのなかに、メヂカルフレンド社の看護学生を対象とした雑誌『Clinical Study（クリニカルスタディ）』がある。これまで当ステーションの看護師3名が紹介された（図8）。見開き2ページの記事であるため、各看護師は訪問看護をするうえでの看護観や日常の創意工夫などそれなりの内容（情報）がないと語ることはできない。雑誌に取り上げられること、それを意識して看護を振り返る機会を得て情報を整理すること、掲載された記事がステーションで共有され称賛されること……。「看護師になってよかった〜看護の喜びが実感できる場所」を実感してもらうためにも、看護師たちに上記のような機会を提供するようにしている。

⑤ 大学でゲスト講師を務める

　昨今の看護学生の訪問看護への関心の高まりに対して、近隣の

大学から実習生を受け入れたり、インターンシップを開催するなど様々な企画を実施している。当初は管理者が企画・実施していたが、ここ2年は若い看護師たちがプログラムを考え、看護学生の受け入れを行っており、こうしたことも自身の看護を語る機会となっている。人にものを教えたり伝えたりすることは、自分を振り返るよい機会となっているようだ。

　ほかにも、ゲスト講師として大学で講義する機会を得た（図9）。そこで、若手の看護師2名を派遣して、訪問看護についての授業を行った。大学の授業は1コマ90分であるので、提供する情報量はかなり多い。看護学生たちに訪問看護の魅力や実際の様子を話す機会は、その準備段階から自分たちの仕事を概念的に振り返るだけでなく、具体的に振り返る機会となっている。

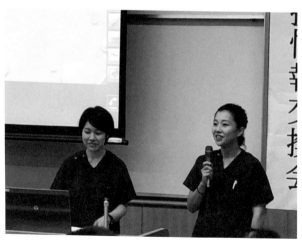

図9　ゲスト講師として大学で講義を経験

⑥ 目指す看護の共有機会

　看護を語る様々な機会を設けており、年度末に1年を振り返り、新年度に向けてのキックオフミーティングを全スタッフで行ってい

表　私が目指す得意分野

氏名	積極的に経験し、勉強したいと思うこと
A	難病（神経＋その他）の在宅看護を得意分野にしたい 日本難病看護学会認定「難病看護師」資格を取る！
B	排泄ケアを得意分野に！！！ ひとりひとりの生活に合わせて、QOLを考えた選択肢を提案できるよう、自己研鑽したいと思います
C	婦人科疾患の治療後のケア リンパ浮腫、排尿障害、メンタルケア、がんサバイバーシップについて
D	神経難病〜機能維持・回復・リハビリなど 皮膚疾患〜白癬など、日常的に多い皮膚疾患と褥瘡ケアについて研鑽中！　認知症ケアの勉強や介護予防にも力を入れたい
E	心不全の患者さんが、自宅で自分らしく過ごせるためのセルフケア支援。看護の言語化、エビデンスを活用した実践にも取り組みたい
F	消化器系・ストーマケアを得意分野に確立させたい 消化器外科病棟での勤務経験が長いので、内視鏡検査やアンギオなど消化器系の検査に携わってきた経験を活かしたい
G	排便ケアに関して得意になりたい！ 排便コントロールは、トラブルのアセスメントで原因を追究し対策が立てられるようにしたい。排便と心理について学び快便を導きたい
H	「看取り」と「リンパ浮腫」 利用者さんや家族と関わりを深め、本人が望むベストな「看取り」ができるようにしたい。また、リンパ浮腫が改善するようなケアをめざしたい
I	終末期ケア 本人と支える家族が、「最期まで家で過ごせてよかった」と言えるように関わりたい ケア中、患者さんと互いに感謝を伝え合えるような環境・状況を、意図的に作っている
J	呼吸不全疾患で、HOT、NPPVをしている患者さんに対する看護に強くなりたい HOT、NPPV、CPAPへの対応を、チームで共有して考えらえるようになりたい
K	精神科疾患の方への看護 薬や副作用の理解、マイクロカウンセリング技法の習得 精神障害者手帳を持っている方への社会資源の理解と活用の促進
L	保清のスペシャリストをめざす！！ 基礎看護技術を基に、高いリラクセーションのある最適なケアの提供。リラックスさせるためのコミュニケーション技術も身につけたい
M	褥瘡・創傷処置を勉強し、看護の幅を広げていきたい 今は得意ではないけれど、自信が持てるようになりたい！

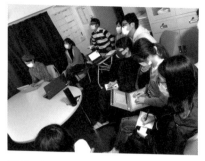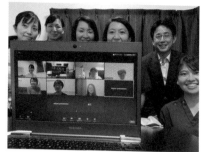

図10　大阪大学との勉強会（コロナ禍バージョン）

る。その際、3分程度で個人の成果発表（前年度の目標と目標達成に向けた行動や実践した看護について、実践した看護で得られた成果と自己の目標に対する評価、次年度の目標と達成に向けて力を入れたい具体的な看護について）を行うことにしている。学会での研究発表もこの機会に発表し共有している。

　また、個々の目指す看護の共有という意味では、各看護師が目指す看護をホームページで紹介するだけでなく、一覧表にして各ステーションに掲示している（**表**）。一人ひとりが強みとしたい領域やスキルが異なることで、相互補完の関係を見いだし、支え合う関係性を築く礎となっている。

　さらに、大阪大学とのジョイント抄読会を毎月開催しており、看護師は日々の経験や悩んでいる事例を語り、その解決策として先行研究から知見を広げている。看護師たちの経験を研究材料にしてもらい、研究成果から得られた知識を蓄えることで、ケアの質向上につながる貴重な取り組みとなっている（**図10**）。

取り組みの成果と今後の課題

　ななーる訪問看護ステーションが実践してきた「看護のナラティブ」を活用した職場の活性化や人材育成につながる活動を紹介してきた。

　最近、全スタッフを対象に職場に関するアンケートをとってみたところ、「職場への満足度」という質問に対して「満足」と答えたもの、「長く勤めたいか」という質問に「そう思う」と答えたものがそれぞれ83%であった。また、当ステーションの良いところとして、「一人ひとりの裁量にゆだねられ、自由に看護に取り組むことができる」「学ぶ機会がたくさんある」「新しいケアや試みを受け入れやすい風土がある」「利用者ファーストを徹底し、一丸となって看護に取り組める」「気軽に話すことができ、チームワークが良い」などのコメントがあがっていた。

　今後の課題は、管理者の多忙感によるコミュニケーション不足を解消し、より相談できる機会づくりをすることである。そのためには組織が拡大するなかで組織化を図っていく必要があるが、それは「看護のナラティブ」の共有をさらに進め、看護の質を向上させるために不可欠なことと認識している。

著者紹介

石田秀朗（いしだひでお）
人事コンサルタント
テキックス株式会社　代表取締役社長
特定非営利活動法人いきいきライフ協会　理事長

株式会社リクルートにて新卒者向け就職情報事業部門で企画営業を担当。人事コンサルタントとして独立後は、企業の採用・教育に関する人事コンサルティング、大学生のキャリアデザイン支援を実施。その後、奈良文化女子短期大学教授、奈良学園大学保健医療学部客員教授を歴任。2008年にテキックス株式会社を設立後は、医療・福祉の分野に領域を拡げ、「イキイキと働ける職場づくり」をテーマに人材採用や職場活性化につながるマネジメント手法の導入支援を実施。また、2016年より「ななーる訪問看護ステーション（箕面・豊中・吹田・池田)」、2021年より「グループホームいきいき東豊中」を経営。
関西学院大学社会学部卒業・大阪大学大学院人間科学研究科博士前期課程修了

中小病院でもできる　人材採用策・定着策　　定価（本体2,800円＋税）

・・・

2021年3月24日　　第1版第1刷発行

著　者　石田秀朗©　　　　　　　　　　　　　　　　　〈検印省略〉

発行者　小倉啓史

発行所　株式会社メヂカルフレンド社

〒102-0073　東京都千代田区九段北3丁目2番4号
麹町郵便局私書箱48号　電話(03)3264-6611　振替　00100-0-114708
http://www.medical-friend.co.jp

Printed in Japan
落丁・乱丁本はお取り替えいたします　　　印刷／日本ハイコム㈱　製本／㈱村上製本所
ISBN978-4-8392-1676-4　C3047　　　　　　　　　　　　　　　　　　　105020-135